同仁眼外伤手册

同仁眼科手册系列

主　审　魏文斌

主　编　史翔宇

副主编　王凤华　周　楠

编　者（按姓氏笔画排序）

王凤华　史翔宇　刘敬花　齐　梦
李松峰　李琦琰　陈燕云　周　丹
周　军　周　楠　庞秀琴　秦　毅
莫　宾

人民卫生出版社
PEOPLE'S MEDICAL PUBLISHING HOUSE

图书在版编目（CIP）数据

同仁眼外伤手册 / 史翔宇主编 . —北京：人民卫生出版社，2019

（同仁眼科手册系列）

ISBN 978-7-117-29226-9

Ⅰ.①同…　Ⅱ.①史…　Ⅲ.①眼外伤 – 诊疗 – 手册

Ⅳ.①R779.1-62

中国版本图书馆 CIP 数据核字（2019）第 253092 号

| 人卫智网 | www.ipmph.com | 医学教育、学术、考试、健康，购书智慧智能综合服务平台 |
| 人卫官网 | www.pmph.com | 人卫官方资讯发布平台 |

同仁眼科手册系列
同仁眼外伤手册

主　　编：史翔宇

出版发行：人民卫生出版社（中继线 010-59780011）

地　　址：北京市朝阳区潘家园南里 19 号

邮　　编：100021

E - mail：pmph @ pmph.com

购书热线：010-59787592　010-59787584　010-65264830

印　　刷：中农印务有限公司

经　　销：新华书店

开　　本：787 × 1092　1/32　印张：7

字　　数：183 千字

版　　次：2019 年 12 月第 1 版　2019 年 12 月第 1 版第 1 次印刷

标准书号：ISBN 978-7-117-29226-9

定　　价：59.00 元

打击盗版举报电话：010-59787491　E-mail：WQ @ pmph.com

质量问题联系电话：010-59787234　E-mail：zhiliang @ pmph.com

同仁眼科手册系列丛书自初版至今，已有五年余，受到了眼科同行的广泛关注。

北京同仁医院眼科从成立至今已经有130多年的历史，是国内最有影响力的眼科之一，为国家级重点学科，首批入选国家临床重点专科。每日接诊患者3千至4千余人次，近五年年门诊量均达到90万人次以上，年手术量接近或达到7万台次。患者众多，疾病复杂多样，多年来形成了具有同仁特色的一套临床统一的诊疗规范和指南，由此同仁眼科手册系列丛书便应运而生。

同仁眼科手册系列丛书的编写旨在为临床工作提供相对统一的诊疗常规，为眼科相关检查给出准确的操作规范，以提高医疗质量及保障医疗安全。

同仁眼科手册系列丛书内容包括眼科各三级学科疾病诊疗指南、基本检查的操作方法、重要辅助检查技术规范及结果判读、常见手术要点指导等多个方面，内容丰富，涉及范围广，基本覆盖了临床眼科医生的大部分工作内容。每一本手册的编写，都由其专科团队以及相关专业内有丰富经验的一线临床工作者执笔，由一批知名专家审校，更加侧重临床实际应用，专业性高，实用性及可操作性强。同时，不同手册根据各专业的特点，内容撰写方式也各具特色，文字或图像不同程度的作为重点突出，简明扼要,易学好记。

同仁眼科手册系列丛书自出版以来,受到了广大临床眼科医生的喜爱。无论是初入临床实习的医学生,还是已经工作在岗的临床医生,在日常临床工作中,均可以借鉴手册内容来学习和巩固,提高诊疗及操作水平。

目前已出版的同仁眼科手册包括:《同仁眼科诊疗指南》《同仁玻璃体视网膜手术手册》(第2版)《同仁荧光素眼底血管造影手册》《同仁间接检眼镜临床应用手册》《同仁眼底激光治疗手册》《同仁日间手术手册》《同仁儿童眼病手册》。本次出版的有《同仁眼科急诊手册》《同仁眼外伤手册》。当然,同仁眼科还在致力于更多专业手册系列丛书的筹备编写,请拭目以待。

在此对参与本手册系列丛书撰写的所有同仁以及人民卫生出版社致以诚挚的感谢和敬意!也恳请读者对本手册提出宝贵意见。

魏文斌

2018 年 3 月

前言

　　由于眼的位置特殊，眼球与其附属器与外界直接接触，极易遭受外伤。目前在我国，眼外伤是造成儿童和青壮年单眼失明的重要原因。眼外伤具有涉及面广、病情复杂多样、常合并邻近器官损伤的特点。眼外伤的恰当处理，对减少眼组织破坏，挽救视功能极其重要。首都医科大学附属北京同仁医院眼外伤专科成立于 1968 年，是集临床、科研、教学于一体的眼外伤专科，经过几代眼外伤人的努力奋斗，已发展成为我国规模最大、综合技术力量最强的眼外伤专科之一。现科室拥有近 20 名副主任医师以上职称的高级专业人才，科室医师均具有扎实的理论基础和娴熟的手术技巧。

　　北京同仁医院眼外伤专科每年接诊来自全国各地的患者 42 000 多例，完成眼外伤手术 4 300 余台，在眼外伤的诊治方面逐渐形成了一套具有自身特色且卓有成效的诊断治疗常规。本书以北京同仁医院眼外伤专科多年来临床实践经验为基础，结合国内外眼外伤专业的最新进展，参阅相关文献编著而成，图片均精选于北京同仁医院眼外伤科日常所积累的临床资料。本书各章由从事该领域工作多年的医师执笔，全面系统地介绍了北京同仁医院眼外伤专科的临床经验和实践成果，具有较强的实用性和先进性，能够对广大眼科医师的临床工作起到指导、示范和参考的作用。

　　本书是北京同仁医院眼外伤专科医师集体智慧的结晶，本书得以完成和如期出版，有赖于编者的共同努力以及离退休老专家的鼎力相助和默默奉献。本书的出版得到了人民卫生出版社的大力支持。在编写过程中,周楠医师参与了大量的工作,付出了辛勤的汗水,在此一并致谢。

由于本书涉及内容广泛,编者临床经验各有所长,故书中难免出现错误及疏漏之处,恳请广大读者和专家们给予批评指正。

史翔宇

2019 年 12 月

目　录

第一章

眼外伤学概述

【眼外伤流行病学】

眼外伤是世界范围内一个重要的、可预防的公共卫生问题。数据显示每年约有5 500万例眼外伤发生，每年需要住院治疗的病例达75万例，其中包括约20万例开放性眼外伤，大约有160万人因伤致盲，另外230万人因外伤导致双侧视力低下，近1 900万人因外伤导致单侧失明或视力低下。眼外伤在发展中国家的发生率更高。研究表明，眼外伤在青壮年、劳动人群以及经济水平和受教育水平相对较低的人群中更为常见，它是造成单眼视力障碍和失明的主要原因。北京同仁医院主持开展的流行病学调查"邯郸眼病研究"，提供了我国北方农村人群眼外伤的患病率及其特征，其年龄标准化患病率为2.1%，因外伤引起的单侧视力损害和单侧失明比例分别为10.5%（占总人数的0.6%）和21.0%（占总人数的0.6%），有相当比例（27.5%）的外伤患者没有进行眼科治疗。

由于不同人种的年龄结构和职业构成等因素的差异，以及研究的横断面设计存在回忆偏差等问题，各国以人群为基础的研究报告数据很难直接进行比较（表1-1）。在"邯郸眼病研究"中采用问卷调查形式由受试者自我报告的眼外伤的患病率相对于在亚洲或西方国家进行的其他人群的患病率较低，分析原因主要可能与患者健康意识与记忆偏倚有关，尽管其患病率偏低，但是其中引起的严重视力损害和盲的比例明显偏高，近30%眼外伤患者伤后没有寻求进一步眼科治疗，提示我国农村人口眼健康意识差、知识水平低、缺乏眼外伤的预防和管理，以及缺乏方便可及的和负担得起的眼保健服务。眼外伤就每个个体而

表 1-1 以人群为基础的研究中眼外伤的患病率及其危险因素

研究项目及国家	研究年份	研究对象人数及其年龄段	整体发病率	高危因素	备注
VIP Study, Australia	1992—1994	3 271, >40 岁	21.1%	男性；农村环境	城镇/农村人口
Beaver Dam Study, USA	1988—1990	4 926, 43~84 岁	19.8%	男性；蓝领工作者	农村环境
Aravind, India	1995—1997	5 150, >40 岁	4.5%	男性；低收入人群	农村人口
Andhra Pradesh, India	1996—1997	2 522, >40 岁	3.97%	男性；体力劳动者	城镇人口
Andhra Pradesh, India	1996—2000	7 771, 各年龄段	10.6%	男性	农村人口
Singapore Malay Eye Study (SiMES)	2004—2006	3 280, 40~80 岁	5.0%	年轻人；男性；酗酒者	城镇环境
Singapore Indian Eye Study (22)	2007—2009	3 400, 40~80 岁	5.1%	男性；吸烟者	城镇环境
Handan Eye Study, China	2006—2007	6 830, >30 岁	2.1%	年轻人；男性坠伤史	农村人口

言,都是偶发事件,似乎难以避免,但基于人口的发病率却是一个反映社会经济、文化发展水平的极有代表性的数字。

【眼外伤的分类】

有效防止眼外伤的前提是建立标准化的报告体系。只有这样才能保证治疗结果的统计分析真实可信。分类系统包括临床记录和研究应用,可帮助回顾性研究和前瞻性研究评估治疗的效果,从而建立最佳的防治指南,为临床医师提供参考。

眼外伤的分类依据:

1. 根据受伤方式分类

(1) 子宫内

(2) 分娩时

(3) 在家里

(4) 运动时

(5) 工作时

2. 根据损伤的性质分类

(1) 机械性

(2) 非机械性:如化学损伤、热损伤、电损伤、辐射损伤

3. 根据损伤累及的组织分类

(1) 眼球及其内容物

(2) 眼附属器

4. 根据遭受损伤的类型分类

(1) 钝挫伤

(2) 穿通伤

(3) 贯通伤

以上分类方法对于病历记录和治疗判断预后没有太大指导意义。1996 年,Kuhn F 等发表了伯明翰眼外伤命名系统(Birmingham Eye Trauma Terminology System,BETTS)(图 1-1)。翌年,Pieramici DJ 等人又对眼外伤的分类和预后重要因素进行了标准的统一。现在已基本被国际眼科界所认可和采纳,它对所有创伤类型给以明确定义,将每种创伤类型归类于一个综合系统中。这对于眼外伤的学

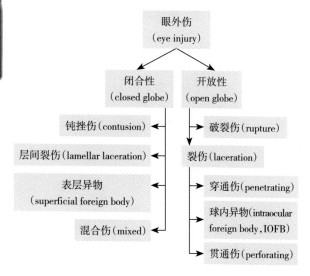

图 1-1　伯明翰眼外伤命名系统(BETTS)

术交流和发展起到了积极推动作用。

　　眼创伤

　　1. 闭合性眼外伤

　　(1) 挫伤

　　(2) 板层裂伤

　　2. 开放性眼外伤

　　(1) 裂伤

　　1) 穿通伤

　　2) 眼内异物

　　3) 贯通伤

　　(2) 破裂伤

　　BETTS 的关键在于所有术语都将整个眼球作为参考组织,例如 BETTS 中"角膜穿通伤"明确指伤口位于角膜的开放性眼外伤,然而这个描述曾经指以下几个情况:①穿透角膜的创伤,伤口累及角膜但未达全层,即闭合眼外伤;②穿透眼球壁的创伤,伤口累及角膜全层,即开放性眼外伤。

这套分类方法被以下组织所认可:世界眼创伤登记、美国眼科学会、国际眼外伤学会、视网膜学会、美国眼创伤登记、玻璃体学会、美国眼外伤学会。

【眼外伤评分系统】

2002 年,美国眼创伤登记研究(United States Eye Injury Registry,USEIR)在美国疾病控制中心的支持下提出了一套眼外伤评分系统(ocular trauma score,OTS)。OTS 以患者就诊时视力和创伤情况来进行描述,能作为眼外伤患者伤后 6 个月视力变化的一种评估方法。OTS 评分系统为眼外伤患者制定治疗方案提供了很好的帮助,同时也能指导所需的资源以及组织重建流程。OTS 评分系统可以不断地完善,可为临床医师在患者教育、治疗、康复和研究中提供帮助。

眼外伤评分计算:

眼外伤评分之前,首先评估患者的眼球和全身情况。患者的初诊视力占 60~100 分,其中 100 分为最佳。然后再评估可能影响视力的创伤情况(如眼球破裂、眼内炎等)(表 1-2)。进行 OTS 评分时,从视力中减去每种创伤类型的分值。若患者诊断出一种以上的组织创伤(如眼球破裂伤和视网膜脱离),则该患者应从视力评分中减去这两种创伤的分值。

表 1-2 OTS 评分计算

	粗略评分:	
A. 初诊视力	无光感(NLP)	=60 分
	光感(LP)或手动(HM)	=70 分
	1/200~19/200	=80 分
	20/200~20/50	=90 分
	≥20/40	=100 分
B. 眼球破裂	-23 分	
C. 眼内炎	-17 分	
D. 贯通伤	-14 分	
E. 视网膜脱离	-11 分	
F. 相对性瞳孔传入障碍	-10 分	
粗略总评分 = 各组粗略评分总和		

完成所有的计算后,医师可得到一个粗略的分数,最高为 100 分,共分为 5 个评分区段,记录为 1~5 级(表 1-3)。如果一个眼外伤病例 OTS 评分为 1 级,那么其视力预后最差,而且恢复较好视力的概率很小。如果一个眼外伤病例 OTS 评分达 5 级,那么其有 92% 的概率恢复到 20/40 或更好的视力。

表 1-3 根据 OTS 评分预测视力的可能性

粗略评分 / 分	OTS 评分分级	无光感 /%	光感或手动 /%	1/200~19/200 (%)	20/200~20/50 (%)	≥20/40 (%)
0~44	1	73	17	7	2	1
45~65	2	28	26	18	13	15
66~80	3	2	11	15	28	44
81~91	4	1	2	2	21	74
92~100	5	0	1	2	5	92

【 眼外伤分类系统 】

在伯明翰眼外伤命名系统(BETTS)对机械性眼外伤的相关术语和定义进行标准化之后,在此基础上,结合眼外伤首次就诊时的特点,同时为了判断眼外伤预后,13 名来自世界一流医疗机构和研究中心的眼科专家研究并制定眼外伤分类体系。此分类体系主要关注眼外伤解剖和生理学的变化特点,通过初诊检查的一期手术中的情况,主要选择了 4 个指标以评估预后,包括:①创伤的类型:开放性眼外伤,闭合性眼外伤;②创伤的等级:根据初诊时的视力评分;③相对性瞳孔传入障碍:存在或者不存在;④创伤的区域:开放性眼外伤的伤口位置和闭合性眼外伤的后部结构损伤。

1. 创伤的类型 首先记录患者或陪伴人描述创伤时的情况和创伤的特点,如果患者无意识或没有陪伴人,就根据全面的检查来分类。如果怀疑眼内异物,需做进一步检查以明确病情。

(1) 闭合性眼外伤:进一步分为 4 类。

1) 挫伤:标记为"A"。

2) 板层裂伤:标记为"B"。

3) 表面异物伤:标记为"C"。

4) 混合型:包含以上所有特点,标记为"D"。

(2) 开放性眼外伤:进一步分为 5 类。

1) 破裂伤:A

2) 穿通伤:B

3) 眼内异物:C

4) 贯通伤:D

5) 混合型:E

2. 创伤的等级 如前所述,创伤的等级依据初诊时的视力评分来评定。根据视力评分,可以分为 5 级(表 1-4)。

表 1-4 根据视力评分分级

等级	视力
I	≥20/40
II	20/50~20/100
III	19/100~5/200
IV	4/200 至光感
V	无光感

3. 相对性瞳孔传入障碍(relative afferent pupillary defect, RAPD) 这种检查可以大致估计视神经和视网膜的功能,交替灯光照射试验可诱发出这种现象。用"P"和"N"分别表示阳性和阴性。

4. 眼外伤分区:在闭合性和开放性眼外伤中,可根据外伤部位分为 3 个区域。

(1) 闭合性眼外伤:

I区:局限于球结膜、巩膜和角膜的边缘或外部创伤。

II区:眼前节创伤,角膜内部到晶状体后囊或者睫状突。

III区:伤及其他眼内结构。

(2) 开放性眼外伤：根据开放性全层伤口的位置，分区如下：

Ⅰ区：局限于角膜或角巩膜缘的开放伤。

Ⅱ区：角巩膜缘 5mm 范围内的开放伤。

Ⅲ区：角巩膜缘 5mm 之后区域的开放伤。

如有多个开放伤口，损伤分区则按最后面的伤口位置进行分区；眼内异物由异物的入口来界定分区；贯通伤分区主要按后面的伤口来界定（主要由伤道出口界定）。

通过这个分类系统，眼外伤初诊时能够准确地描述伤情，同时可以用来判断视力预后，但是这个分类系统也有一定的局限性：该分类系统并未考虑晶状体的情况，而晶状体对视力预后的影响很大；此分类系统未考虑房角的损伤或者房角后退，这个因素也会影响视力和预后；视网膜或者脉络膜的影响也未考虑，比如视网膜脱离、裂孔或者水肿也会导致视力损害等。

【总结与展望】

现代外伤预防理论并不支持外伤是"意外事故"或"厄运"的说法。大多数眼外伤发生在特定环境中，因此有些是可以预防的。近些年来我国的眼外伤两大主要进展是一期处理水平的显著提高和眼外伤理论概念的深入理解。一期处理水平的提高主要体现在显微手术得到逐步普及后显微缝合用品和技术的临床实际应用。一期处理技术的提高为二期手术处理奠定了良好的基础。外伤理论和概念认识的深化也是显而易见的。例如，开放性眼球伤二期玻璃体手术时机在我国眼科领域观点已基本统一，即外伤性增殖性玻璃体视网膜病变的发生与开放Ⅲ区损伤和玻璃体手术时机存在着密切联系。对于Ⅲ区损伤、具有明确玻璃体视网膜受损倾向的外伤眼，在伤后 1 周应尽早实施玻璃体切除手术，否则将贻误伤眼救治机会，影响伤眼的解剖和视功能预后。特别是近年来随着玻璃体视网膜手术设备器械的进步，特别是包括 23G、25G 微创玻璃体视网膜手术的发展和普及，在"微创意识"引领下积极开展微创玻璃体视网膜手术，以最小侵袭或损伤达到最佳手术疗效，为眼外伤患者提供了新的治疗途径。

虽然我国机械性眼外伤领域取得了一定的研究进展，但是与发达国家还有较大的差距、存在着一些问题。例如：全国性的医疗网络尚未完善建立；重症眼外伤患者由于自身或者外界原因未能及时就诊，导致恶化为化脓性眼内炎，治疗棘手；全国各级卫生部门、机构的医疗条件不平衡等。我国眼科机构临床设置以眼科全科为主，缺乏亚专科的精深人才，面对我国众多的眼外伤患者人数，眼外伤专家数量尤显不足，眼外伤处治水平仍需提高。

（王凤华　史翔宇）

第二章

眼 睑 外 伤

眼附属器由眼睑、眼眶、眼外肌、结膜、泪器组成。眼睑和眼眶皆为眼球的保护屏障，能避免外来损伤。眼睑分为上睑及下睑，由于眼睑的正常开闭，使其具有阻挡光线和灰尘，润泽清洁角膜的功能。眼眶由七块骨组成，而眼球位于此骨性眶腔中，因而可避免外来损伤，当外力作用于眼部时，眼睑保护性闭合，而眼球可向眼眶内退缩，因此具有自我防范功能。尽管具有这些天然的保护屏障，但眼球及周围组织仍可受到外力的损伤，眼部外伤如处理不当或外伤较严重者，都可导致失明。

眼睑外伤，是眼外伤中最常见的损伤，伤情差异较大。眼睑的首要功能是保护眼球，对眼睑外伤的评估及修复，需要对眼睑及邻近组织解剖有透彻的理解。眼睑外伤可分为眼睑挫伤和眼睑裂伤。单纯的眼睑外伤一般无结膜和角膜的损伤。

一、眼睑挫伤

【临床表现】

眼睑挫伤的原因多由直接暴力打击所致。由于眼睑组织疏松、皮肤菲薄、血管丰富，眼睑挫伤后常引起眼睑明显的水肿及皮下血肿。一般角膜等无损伤，不影响视力。往往在数日至 2 周后逐渐吸收，局部颜色由紫蓝色变为青蓝色、淡黄色直至全部消失。眼睑挫伤由于明显的肿胀，不易睁开或拉开眼睑，故难于检查眼球情况。

【治疗】

1. 眼睑水肿或血肿，72 小时内尽量冷敷。

2. 眼睑气肿需要局部加压包扎 3~5 日，嘱患者不要擤鼻,以免加重气肿及逆行感染。

二、眼睑破裂伤

【概述】

由于钝挫打击或锐器切割所致眼睑皮肤和深层组织破碎或断裂。由于伤口的方向、长度与深度、部位、组织缺损等不同,而出现不同的体征。各种眼睑的裂伤,均应尽早行清创缝合术。但对于伤口部位明显急性感染,或者生命体征不稳定的患者应暂缓手术。术前还要请内外科会诊,确保患者全身情况平稳。明确患者是否能配合局麻下手术,必要时全身麻醉。

【临床表现】

眼睑各种形态及深浅的皮肤裂开,伴不同程度的渗血。伤口平行于睑缘,与皮纹和眼轮匝肌方向一致的,伤口张力小,易对合,术后瘢痕轻;垂直于皮纹和眼轮匝肌方向的,由于肌肉的收缩牵拉而伤口张开,术后瘢痕明显,易引起眼睑畸形。如果有眶脂肪脱出,则意味着眶隔损伤(图2-1)。

【治疗】

1. 急诊处理原则

(1) 彻底清创 尽量彻底清除伤口内的灰尘及异物,必要时用双氧水。

① 大量生理盐水冲洗伤口,去除伤口表面及周围的异物、血痂。

② 对于伤口的出血点尽量采用压迫、钳夹或烧灼的方法充分止血,使手术野清晰暴露。

③ 冲洗伤口内部,暴露伤口末端,去除伤口内的污秽异物。伤口较深者,应用双氧水或抗生素液冲洗,勿接触眼球。

(2) 眼睑伤口的缝合越早越好,最好在受伤后8小时内缝合,伤口有感染化脓时,要延期缝合。由于眼睑血液循环好,48小时内均可对伤口进行一期缝合,对于创面条件较好的,甚至可以在72小时内进行一期缝合。

(3) 眼睑皮肤菲薄,血液循环丰富,组织再生旺盛,即

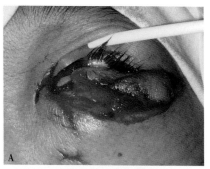

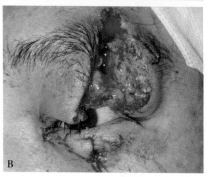

图 2-1　眼睑裂伤

A. 左眼下眼睑全层裂伤,累及下泪小管,伤口基本与睑缘平行　B. 左眼上眼睑全层裂伤,伤口与睑缘垂直

使是离体的皮瓣,也常能成活,所以要尽量保留破碎的眼睑皮肤,不可轻易将其剪除。深层组织分层对位缝合,缝合时创面两侧的深度、宽度要一致,避免卷边和错位。伴有睑板全层裂伤的,睑缘采用褥式缝合,睑板采用可吸收线间断缝合(图 2-2)。

(4) 伤后 24 小时内肌肉注射破伤风抗毒素。

(5) 针对致病菌种选择抗生素,预防或控制感染。

(6) 对于动物咬伤,猫狗咬伤较常见,处理方法较上不同。①眼睑皮肤伤口清创处理,用双氧水冲洗,但勿接触眼球;②伤口开放,至少 48 小时后缝合;③就近防疫站

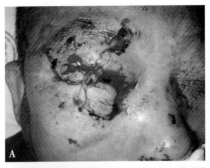

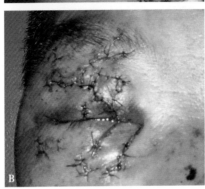

图 2-2　眼睑裂伤缝合前后图片

A.右眼眼睑复杂皮肤裂伤伴细小游离外伤皮片形成　B.图 A 眼睑裂伤缝合后图片

注射狂犬疫苗。

（7）游离植片缝合时，要采用包堆的缝合法，务必使植片紧贴植床。

（8）睑缘缝合者，根据局部张力大小，在 3~6 个月瘢痕收缩期过后，行睑裂切开。

2. 眼睑伤口手术缝合基本方法

（1）间断缝合　用于近皮肤边缘和张力小的伤口。对较厚的组织，缝针通道要达到或接近创口底部，使结扎后不留死腔。入针不宜离边缘过远，结扎后伤口边缘轻度外翻，可减少瘢痕形成。

（2）连续缝合　可用于缝合顺皮纹而没有张力的较长伤口。

（3）皮下间断缝合　可用于消除伤口死腔和减小创缘张力。

（4）半包埋水平褥式缝合　可用于较大伤口的皮下缝合和不规则形状如星状、三角形皮肤伤口的缝合。

（5）垂直褥式缝合　可使伤口同时在浅层和深层闭合，缝合牢固，对合好，多用于外眦部及全层眼睑裂伤的睑缘部缝合。

3. 眼睑外伤的手术修复要点

（1）眼睑部分厚度裂伤缝合　顺皮纹的眼睑部分厚度裂伤小于 10mm，可以不缝合待其自愈。较大的裂伤，使用 6-0 丝线行皮下连续缝合，如果部分伤口对合不良，可在局部加作间断缝合，术后 5~7 天拆线。

垂直皮纹的裂伤，可能伤及眶隔、眶脂肪、提上睑肌等。缝合时要充分暴露其深度，从后向前逐层缝合。深部组织用 6-0 可吸收线间断缝合或水平褥式缝合。脱出的脂肪可复位，如果有坏死或污染可行剪除。皮肤对位缝合，如果张力大，可先行皮下缝合减小张力，并可预防皮下瘢痕的增宽和伤口裂开。

（2）垂直性眼睑全层断裂　首先缝合睑缘，采用垂直褥式缝合法以灰白线为标记缝合睑缘和睑板。然后检查睑缘是否对合良好，如对合不良则需重新缝合。对合睑缘后用可吸收 6-0 缝线行睑板、睑轮匝肌分层缝合，6-0 丝线间断缝合皮肤。睑缘缝线要留较长的线头，牵拉于睑裂外，防止摩擦角膜。睑缘缝线可于术后 10 天拆线。

（3）眼睑内眦角损伤缝合　眼睑内眦角损伤累及泪小管，如不注意修复，将会引起伤后长期流泪。泪小管损伤的修复参见泪道损伤章节。

内眦部的外伤有时可损伤内眦韧带，如果内眦韧带断裂未加以缝合，内眦将变为钝圆形。缝合时，向伤口深处分离，寻找内眦韧带断端，使用 4-0 丝线褥式缝合。内眦韧带若在附着处断裂，可将其缝合于骨膜上。

（4）提上睑肌断裂的修复　上睑裂伤可损伤提上睑

肌,修复时应先找出提上睑肌的上方断端,用有齿镊在断裂的眶隔下向眶上缘寻找,当夹住可疑断端时,令患者作开睑动作,如感到镊子有明显拉力,即表示已夹住提上睑肌,再找出下方断端,用4-0丝线进行褥式缝合。如果提上睑肌的下方断端不能辨认,可将其缝合于睑板上缘。最后分层缝合眼轮匝肌和皮肤伤口,术后加压包扎,6~7天拆除皮肤缝线。

(5) 伴有眼睑皮肤缺损的裂伤修复　眼睑血液循环丰富,组织再生旺盛,不可轻易将破碎组织去除,要尽量保留损伤的眼睑组织,并按原位缝合。眼睑创伤伴有皮肤缺损的伤口不大者,可通过潜行分离附近的组织后拉拢缝合,对于伤口缺损较大者,可根据伤口缺损的形状和位置,应用局部皮瓣或游离植皮来修补缺损,应尽可能利用附近的皮肤来修补。游离植皮可采用耳后、上臂内侧或大腿内侧的全厚皮瓣,术后加压包扎,7~10天拆除皮肤缝线。

三、眼睑昆虫叮咬伤

【概述】

眼睑昆虫叮咬,主要指蚊子、蜜蜂、黄蜂或臭虫等对眼睑尤其是上眼睑叮咬,会引起局部皮肤瘙痒或疼痛。儿童较常见。眼睑水肿、针尖大小咬痕、红斑形成是最常见的临床表现。更有严重者,出现眼睑痉挛,并可伪装成眶蜂窝织炎。偶尔昆虫的毒刺或钩子进入结膜囊,造成结膜炎、结膜水肿、角膜水肿、角膜炎等,甚至出现角膜穿通、前房积血、部分虹膜萎缩、晶状体半脱位、白内障、视神经水肿、视网膜病变等情况。

【病因】

昆虫叮咬伤的病因主要为昆虫的机械性损伤、对昆虫及分泌的化学物质的过敏及毒性反应。

【鉴别诊断】

昆虫叮咬与季节和个人的生活环境密切相关,应仔细询问可能存在的昆虫暴露史是诊断的直接依据,需与眼睑水肿的其他病因鉴别。

1. 非炎症性眼睑水肿　包括心脏病,甲状腺功能低下,急、慢性肾炎,以及特发性神经血管性眼睑水肿等,其共同特点为不伴有红肿热痛等炎症表现。心脏病造成的眼睑水肿,多为晨轻暮重,晚上最为明显,可存在下肢水肿;肾炎造成的眼睑水肿因为钠水潴留,造成早晨起来眼睑水肿重,下午逐渐减轻;甲状腺功能低下造成黏液性水肿,眼睑水肿不随早晚时间而变化,面部呆滞无光;特发性神经血管性眼睑水肿为眼睑水肿处皮肤发亮,呈淡红色或苍白色,质地柔软,为不可凹性水肿。

2. 炎症性眼睑水肿　包括眼睑的急性炎症、眼睑外伤及眶周的炎症等,其共同特点为伴有红肿热痛炎症表现,同时存在其他的体征如结膜充血、睑结膜下出血点、睑结膜乳头形成等,或存在发热、眼球突出、眼球运动障碍等,需进一步鉴别。

【治疗】

1. 仔细行裂隙灯检查,同时需翻开眼睑检查是否存在结膜囊异物,尤其注意睑板处,若存在异物需取出。

2. 叮咬轻微者局部外用糖皮质激素,同时加用局部抗过敏药物治疗。

3. 如过敏反应严重者,可口服糖皮质激素及抗过敏治疗。

4. 如同时合并感染,需局部应用抗生素眼药水或全身应用抗生素治疗。

5. 如出现其他眼部并发症,需对症治疗。

(秦毅　莫宾)

第三章

泪 器 损 伤

泪器由两部分组成,分泌泪液部和排泄泪液部。分泌泪液部包括泪腺和结膜副泪腺。泪道包括泪点、泪小管、泪囊和鼻泪管。泪器损伤以泪道外伤尤其是泪小管断裂最为多见,处理不得当可能会引起永久性溢泪。

一、泪小管断裂

【概述】

眼睑内眦部裂伤常常伴有泪小管断裂,以下泪小管多见,偶有上泪小管或上、下泪小管同时断裂的病例。新鲜的泪小管断裂应在伤后 24 小时内积极行泪小管吻合术,尽可能使泪道的解剖位置和生理功能得到一期修复,同时最大程度的减少眼睑内眦的畸形。一期吻合失败或伤情过重、伤情特殊无法一期吻合的可酌情二期泪小管吻合。

【临床表现】

眼睑损伤累及内眦部,可直视泪小管断端或冲洗泪道的冲洗液从伤口溢出且无水进入患者咽部。

【治疗】

手术治疗。术者应充分熟悉泪道的解剖:泪小点为卵圆形,直径 0.2~0.3mm,上泪点与内眦相距 6mm,下泪点与内眦相距 6.5mm,泪小管的管径 0.5~0.8mm,可扩张 3 倍,其垂直睑缘走行 2mm 后转为水平走行,其中位于浅层结膜下部分 4~5mm,而后向深部穿过 Horner 肌,走行于内眦韧带后方进入泪囊。泪小管吻合手术的关键之一在于寻找到泪小管的鼻侧断端,断端距泪小点 4~5mm 的应在浅层结膜下寻找,超过 4~5mm 的应该在泪阜或内眦韧带附近寻找。大部分的病例通过显微镜下直视寻找即可找到鼻侧断端。寻找困难的,可以用注水寻找法,即自上泪小点一次注入大量生理盐水来观察和判断断端的位置。也可应用猪尾针(pigtail probe),自上泪小点插入,经泪总管从下泪管鼻侧断端穿出,确定断端位置。找到鼻侧断端后可注入生理盐水加以证实,然后置入义管(图3-1)。断端的吻合也是手术的关键,使用6-0可吸收线行板层缝合,尽量不损伤黏膜,于断端管周缝合2~3针,再分层缝合皮下组织及皮肤。术后隔日换药,7~10天可拆除皮肤缝线,3个月拔出义管。目前不主张拔管前冲洗泪道。

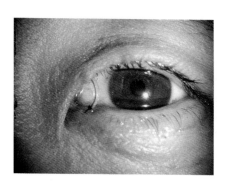

图 3-1　左眼泪小管吻合术后
可见内眦处义管在位

二、泪囊鼻泪管外伤

【概述】

泪囊鼻泪管位置较深,此处外伤相对少见,但往往较为严重,常伴有眶壁、鼻部、颌面部创伤或骨折,伤后可出现泪囊移位、鼻泪管阻塞,同时可有内眦韧带断裂,引起内眦部移位。早期常被忽视,往往发展为慢性泪囊炎后才被发现。

【临床表现】

溢泪,冲洗泪道不通,伴或不伴脓性分泌物。可伴有外伤性内眦畸形。

【治疗】

开放性创伤应全身使用抗生素,予以清创缝合处理,泪囊有裂伤应尽量缝合或行泪囊鼻腔吻合术,泪囊破坏严重可行泪囊摘除术,内眦韧带断裂者予以韧带复位术,闭合性创伤可待急性期炎症反应消退后再做处理。

三、泪腺外伤

【概述】

泪腺位于眶外上方泪腺窝内,此处骨质坚硬,故此类损伤甚为少见。

【临床表现】

可表现为泪腺肿胀、充血、穿孔、异物、化脓、坏死、脱垂。

【治疗】

有伤口的需要清创处理,清除异物,若泪腺破坏严重应将其摘除,脱垂明显的可手术复位。

四、泪道异物

【概述】

异物由泪小点或穿通伤口进入泪道,停留在泪道的任何部位,以泪小点和泪小管异物最常见,泪囊、鼻泪管异物极少,但可引起急性或慢性泪囊炎。

【临床表现】

泪点和泪小管异物最常见的是睫毛,长期留存导致局部肉芽肿或息肉,睫毛一端露于泪点之外,还可引起眼表刺激症状,导致角膜损伤,甚至产生瘢痕、血管翳。泪囊、鼻泪管异物不易察觉,直至出现炎症、脓肿甚至形成瘘管。

【治疗】

泪点和泪小管异物可能自行排出,否则应予以取出,不能直接取出的或泪囊鼻泪管异物,应切开取出。

(齐梦　秦毅)

结膜外伤

第四章

【概述】

眼部的各种外伤均可引起结膜损伤。

【临床表现】

1. 结膜钝挫伤 结膜水肿、结膜出血甚至血肿。出血表现为：片状鲜红的结膜组织，若出血量大，结膜隆起成为血肿，甚至突出睑裂。伴有色素的出血，意味着巩膜的裂伤。

2. 结膜裂伤 由于钝挫打击或锐器切割所致结膜和（或）筋膜组织破碎或断裂。具体伤口长度、深度、部位、组织缺损等表现不一（图 4-1）。

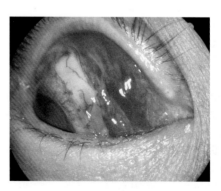

图 4-1 结膜裂伤

右眼鼻上象限平行角膜缘的结膜裂伤伴结膜出血

【治疗】

应用表面麻醉剂，嘱咐病人各方向运动眼球，翻转眼睑,充分暴露穹窿部位,全面查看伤情并排除异物。对结膜损伤部位重点检查,有无异物及需缝合之裂伤。必要时散瞳查眼底,查看结膜损伤对应部位,确定创伤性质以及是否有眼球破裂,以及导致的眼内或眶内异物。检查过程中,切勿对眼球施压。

1. 单纯结膜水肿、出血　可以早期冷敷,待其自行吸收,预防性滴抗生素眼药水、眼药膏。

2. 结膜异物　见第十六章眼异物伤章节。

3. 结膜裂伤　睑结膜及穹窿结膜的创伤,常发生在眼睑穿通伤中,在缝合眼睑组织时,如果睑板对合良好,睑结膜可自行愈合,不必缝合。球结膜裂伤部位多在睑裂部,球结膜富有弹性,血管丰富,受伤后易于愈合。但球结膜裂伤时多有结膜下出血,常掩盖深层组织裂伤,在缝合前要详查是否伴有巩膜裂伤甚至眼内容物脱出。

手术

(1) 表面或浸润麻醉。

(2) 生理盐水冲洗清洁伤口,开睑器撑开眼睑。

(3) 不伴组织缺损的裂伤:用 8-0 可吸收线间断或者连续缝合,深层球筋膜同时缝合或不缝合。切勿将筋膜嵌顿在伤口内,影响伤口的愈合。小于 5mm 的结膜裂伤可不必缝合,仅累及结膜浅层上皮,且对合良好的伤口,也可待其自行愈合。

(4) 伴有组织缺损的裂伤:结膜伤口常常不规则不整齐。破碎不洁的结膜应该剪除。结膜富有弹性,多数情况下可以拉拢缝合;如果缺损面积较大,可在伤口两侧潜行分离,拉拢缝合;缺损面积过大时,可以适当的行结膜瓣转位,取邻近松弛的结膜进行修复,必要时带浅层巩膜缝合。

(5) 术毕涂抗生素眼药。

(6) 5 天可拆线或待缝线自行脱落。

(秦　毅)

角膜巩膜外伤

第一节　角膜外伤

　　角膜位于眼球最前部,暴露于外界,因此很容易发生外伤,如擦伤、挫伤、破裂伤、化学伤、烧灼伤等。

　　正常角膜的曲率各部分也不一致,中央 4mm 内为球形,中间区和周边区较为扁平,鼻侧比颞侧平,上方比下方更平。角膜曲率的不整齐是产生角膜散光的主要原因,做角膜缝合时应该注意。角膜裂伤必须在手术显微镜下进行细致缝合。对合及缝合好者,中央区散光仅有 1/2~1D,不好者中央区散光可有 4~6D,严重影响视力。有人建议术前术后,对角膜都要做 Placido 盘检查以调整缝线的密度和松紧。

　　角膜有上皮细胞层、前弹力层、基质层、后弹力层以及内皮细胞层,角膜裂伤的愈合一般可以分为六期:①即刻期:角膜基质层收缩,纤维蛋白栓子充填伤口。②白细胞期:先是多核细胞为主,随后单核细胞增多游走。③上皮细胞期:当上皮细胞长入伤口前部时,上皮细胞移行、有丝分裂活跃。④成纤维细胞期:成纤维细胞形成胶原纤维以及黏多糖类。⑤内皮细胞期:内皮细胞向伤口移行。⑥晚期:细胞减少,胶原纤维重新排列,并与角膜表面平行。

　　值得注意的是内皮细胞,受伤后不能再生,它的修复完全靠邻近细胞的移行和重新定向,而且进展很慢,损伤区域不能恢复原有的密度。正常内皮细胞的密度,每 mm² 为 3 300 个。当减少至每 mm² 500~600 个时,角膜出现水肿;当减少至每 mm² 300~400 个时,角膜可发生大泡性角膜病变,说明正常角膜内皮细胞有一个较大的安全系数,所以轻的损伤,角膜能很快地恢复正常的厚度,但是角膜损伤较重时,细胞的丢失增多。

角膜是重要的屈光间质,其外伤愈合后可能形成不同程度的瘢痕,导致透明度下降,或引起表面弯曲度的改变,形成散光,严重影响视力。因此,角膜外伤应该及时正确地处理,以期将角膜瘢痕和散光减少到最低限度,以最大限度地保留或者恢复视功能。

一、角膜擦伤

【概述】

多见于角膜钝器伤,浅表结膜及角膜异物伤,树枝擦伤及动物抓伤等,致伤物直接或间接擦伤角膜上皮,使上皮细胞与前弹力层分离造成角膜上皮的剥脱,前弹力层完整,有利于新的上皮细胞覆盖;当角膜遭受严重擦伤时,除角膜上皮缺损外,前弹力层和基质层也可被擦伤而缺失,则愈合就变慢。

【临床表现】

1. 症状 伤眼因角膜上皮缺损,角膜丰富的感觉神经末梢暴露,伤后立即出现明显的眼痛、怕光、眼睑痉挛、大量流泪等刺激症状,异物感明显,瞬目或者眼球转动时加剧。

2. 体征 检查时,滴入表面麻醉剂,用手指分开上下眼睑,在裂隙灯下,用焦点光斜照法可以见到角膜上皮呈楔形的条纹状或者不规则状缺损,可伴有水肿。为了便于检查角膜上皮损伤的范围,可在结膜囊内滴入 0.5%~1.0% 的灭菌荧光素钠溶液或者将荧光素钠检测纸片置于结膜囊内约 5 分钟,上皮缺损区呈鲜艳的绿色,在钴蓝光下检查则病变区域更为清晰。角膜缘有睫状充血,瞳孔区有反射性的缩小。

在行裂隙灯检查时,还应注意角膜和结膜有无异物存留,因为有时结膜囊异物可为角膜擦伤的原因。

角膜擦伤的致伤物大多带有致病微生物,尤其是角膜接触镜引起者,带有革兰氏阴性菌的可能性较大,应当警惕感染,大多数急性擦伤可出现轻度角膜基质浸润,少数可发生前房炎症反应,这也许是早期感染的指征。

【并发症】

1. 最易出现的是感染,细菌可来自慢性泪囊炎,或因使用不洁净的手巾或污染的手指揉眼,均可导致浅层角膜溃疡。

2. 反复性角膜糜烂 最初角膜损伤很小,愈合之后数周或者数月,清晨起床,突然出现疼痛、流泪、畏光等类似擦伤的症状,经1~36小时,症状自动消失,几周后无任何原因,又自动出现,自动消失。如此反复可达几十年之久,但多数出现的间隔时间越来越长,症状越来越轻。

【治疗】

1. 单纯角膜擦伤,涂抗生素眼膏,盖上眼垫,需2~3日,上皮即覆盖愈合;如角膜上皮缺损范围很大,刺激症状很重者,可戴亲水性角膜接触镜减轻症状。嘱患者定期复查角膜上皮愈合情况。

2. 合并结膜或者角膜异物时,应将异物及时取出后做如上处理。

3. 有感染时,可按角膜溃疡治疗。

4. 有反复性角膜糜烂时,应滴抗生素液预防感染,滴阿托品液减少睫状肌痉挛,特别是当出现瞳孔缩小、睫状充血及神经痛时,应双眼绷带包扎,卧床休息。这样可以固定眼睑,24小时后,打开绷带,检查角膜,滴抗生素滴眼液,未打开绷带时不要滴抗生素滴眼液或者抗生素眼膏。

二、角膜挫伤

角膜挫伤是指钝性物体打击、高压液体或气体冲击作用于角膜所引起的损害。常见的原因有:拳击伤、球类、土块、砖瓦块击伤、跌倒、头部碰撞和其他头部外伤,偶见接生时的产钳伤等,钝性物体可直接作用于角膜,也可通过眼眶内组织的反作用而影响角膜。

(一)挫伤性角膜水肿

【概述】

角膜挫伤可引起角膜上皮和内皮的损伤,而导致角膜含水量增加。正常角膜组织含水量为 76%，若含水量增加超过 10%，即可引起挫伤性角膜水肿。挫伤引起的角膜损伤易发生在角膜变薄的情况下，如圆锥角膜、角膜移植术后和放射状角膜切开以及 LASIK 术后。

【临床表现】

1. 症状　患者常有疼痛，畏光流泪，睫状充血和视力下降等。

2. 体征　轻者仅表现为角膜线状、格子状或盘状混浊；重者表现为角膜内皮变形，而呈前弹力层或者后弹力层皱褶；直接集中的严重的挫伤表现为环状角膜水肿甚至角膜后弹力层和角膜内皮细胞屏障破坏，引起急性积液出现团块状角膜基质水肿或者弥漫性角膜水肿混浊。

3. 角膜内皮镜　挫伤后可见角膜内皮细胞数明显减少，多形性细胞增加，内皮细胞的形状各异、大小不等。

【治疗】

以对症治疗为主，伴有角膜上皮擦伤时，应按擦伤处理。外伤所致的单纯性角膜水肿，随着角膜内皮细胞的修复，可于数日或者数周内消退而恢复透明。视力一般在 2~3 个月内恢复。伴有虹膜刺激症状时，应局部应用阿托品眼膏等。若用高渗溶液如 5%~10% 的氯化钠溶液或者 40%~50% 葡萄糖溶液滴眼，可加速水肿的消退。此外，尚可局部应用糖皮质激素滴眼液或者亲水性软性角膜接触镜等。

（二）角膜层间断裂

【概述】

严重而突然的挫伤可使角膜剧烈内陷而发生层间或后层的断裂，称为角膜层间断裂。当发生角膜层间断裂时，前层组织可不发生破裂，但角膜后层如角膜内皮层和后弹力层则易发生断裂。

【临床表现】

1. 症状　异物感、视力不同程度的下降

2. 体征　角膜基质水肿、混浊。严重的角膜挫伤常常合并眼内其他组织损伤，如虹膜、晶状体的挫伤，甚至视网膜黄斑部的损伤等。

【治疗】

角膜层间断裂一般采取保守治疗,对症处理,待角膜内皮修复后,角膜水肿可随之消退。若有全层断裂者应按角膜穿孔伤处理。

(三)角膜反复性上皮糜烂、持续性上皮缺损、非感染性基质溃疡

【概述】

眼球表现的机械性损伤如异物、结石、倒睫、角膜接触镜、紫外线损伤等造成角膜上皮表层细胞部分脱落及细胞间隙破坏,而形成反复性上皮糜烂、持续性上皮缺损、非感染性基质溃疡。

【发病机制】

正常角膜上皮基底膜复合体可使角膜上皮层与基质层紧密粘连,因此,任何部位上皮基底膜的外伤、营养障碍和变性均可导致上皮细胞黏附性障碍及上皮细胞层的反复脱落及反复性上皮糜烂综合征。当角膜上皮存在严重损伤、炎症、神经断裂、撕裂、基质层瘢痕时,上皮细胞与基底膜的黏附性受到破坏,从而导致上皮持续性缺损。上皮缺损多见于慢性炎症。持续性上皮缺损和慢性炎症的恶性循环可继发产生角膜基质无菌性溃疡。由机械性擦伤所引起的上皮基底膜异常以及原发性上皮基底膜营养障碍易引起反复性角膜上皮糜烂综合征,而神经麻痹性角膜炎和由糖尿病等引起的原发性角膜上皮基底膜结构异常,易导致持续性上皮缺损;广泛的眼球表面损伤如化学伤,可导致上皮和基底膜的复合损伤,从而引起持续性上皮缺损并发无菌性基质溃疡。

反复性上皮糜烂

【临床表现】

有角膜擦伤史,尤其是树枝或者手指甲划伤等应切力损伤史。

1. 患者有反复发作的剧烈眼痛、流泪等症状,通常发生在睡眠或醒来时。

2. 体征 裂隙灯检查可发现混合充血、局灶性浅层点状角膜炎、部分上皮坏死脱落或全层上皮缺损。

【诊断】

首先询问病史,明确病因;同时认真检查无症状的对侧眼的角膜上皮基底膜是否存在营养障碍、上皮内微小囊肿或上皮下地图状以及指纹状的纹线。

【治疗】

首先采用药物治疗,药物治疗无效或严重上皮坏死脱落并存在细胞脱落碎片时,可局部清创,为健康的上皮生长附着提供光滑的基底膜或前弹力层。

1. 药物治疗　局部应用抗生素眼膏,加压包扎24~72h,睡眠时使用眼膏,经 8 周左右新生上皮可重建基底膜。有虹膜刺激反应时可酌情使用睫状肌麻痹剂。如上述措施效果不佳,可配戴治疗性软性角膜接触镜。软性角膜接触镜在长达 2 个月的上皮修复附着的过程中可便于视物,减轻患者不适感。如果炎症反应明显时,可在严密观察下使用糖皮质激素类眼膏。

2. 手术治疗

(1) 单纯的非侵害性浅表角膜上皮清除术:对于角膜上皮严重糜烂,有广泛的坏死组织、上皮脱落和细胞碎片等保守治疗无效,可采用方法为表面麻醉后,将需行清创的部位用荧光素钠染色后在手术显微镜下用钝性可控制的手术刀刮除有病变的上皮以暴露出光滑的基底膜和前弹力层便于健康的上皮重新覆盖。

(2) 表层角膜上皮病变切除术:当有大量乱生的角膜上皮基底膜以及上皮下胶原血管翳者时应采用。

(3) 准分子激光治疗性角膜切削术:利用其高度准确的切削能力及微小的副损伤等特性,产生光滑的前基质层表面,形成较好的光学效果和上皮的稳定性。

以上手术后均应对症应用抗生素眼膏预防感染,并适当应用促进角膜上皮恢复的眼膏。

持续性角膜上皮缺损和无菌性角膜基质溃疡

【临床表现】

1. 症状　患者常有反复发作的疼痛、畏光、流泪和眼睑痉挛,多在早晨起床后发生。

2. 体征　因为睡眠时泪液呈低渗状态,睑裂区的角膜上皮水肿,晨起醒来睁眼时,眼睑与角膜摩擦,易造成附着不良的上皮破裂和脱落,故角膜上皮缺损多发生在角膜中央偏下方。裂隙灯检查,缺损区荧光素钠染色呈鲜绿色,其周围上皮水肿或者松脱。当缺损区上皮停止有丝分裂和移行时,缺损区逐渐扩大时,极易造成无菌性基质溃疡甚至形成感染性角膜溃疡,预后较差。

【治疗】

1. 药物治疗 抗生素眼膏及包扎患眼,应用不含防腐剂的润滑剂,以及配戴软性角膜接触镜,都有一定的效果。

2. 手术治疗的方法同反复性上皮糜烂治疗,有研究者尝试对化学烧伤或者热烧伤的患者保守治疗无效时行自体角膜缘移植术,疗效有待判定。

(四) 外伤性感染性角膜溃疡

继发于角膜上皮的外伤,合并病原体的感染。

【临床表现】

1. 症状 疼痛、畏光、流泪、视力下降。

2. 体征 睫状充血或混合充血,角膜基质浸润、上皮缺损,甚至基质坏死引起的后弹力层膨出和角膜穿孔。重者合并葡萄膜反应出现的角膜后沉着物、前房闪光、前房积脓和虹膜后粘连。眼外伤引起的感染性角膜炎多表现为细菌性。但气候炎热时,植物引起的外伤可能表现为真菌性角膜炎。细菌性角膜炎基质浸润、溃疡和前房反应多较重,伴有脓性分泌物。真菌性角膜炎病程长,自觉症状轻,裂隙灯检查呈灰白混浊浸润、羽毛状边缘以及卫星灶,多种抗生素治疗无效。

【诊断】

凡遇角膜基质浸润伴有上皮缺损者,必须详细询问病史,查找感染的因素,裂隙灯检查确定角膜溃疡的深浅和范围,受损角膜和结膜作涂片、刮片和培养。根据培养和涂片的结果指导用药,对于角膜涂片、刮片和培养阴性而顽固不愈的患者,可作角膜活检。

【治疗】

对无明显基质浸润和前房炎症反应的上皮擦伤或上

皮缺损,局部应用抗生素眼膏;有基质浸润和前房炎症反应或脓性分泌物时应加强抗生素治疗,必要时给予抗生素局部结膜下注射。

对于药物治疗无效,即将穿孔或者已经穿孔的病例及早行穿透性角膜移植术。

三、角膜裂伤

(一)角膜层间撕裂伤

在眼球遭受外力损伤之后,仅仅个别发生角膜层间非穿孔性撕裂伤,而无穿孔伤口。

【临床表现】

1. 症状　患者有明显的疼痛、畏光、流泪、眼睑痉挛。

2. 体征　结膜和睫状充血。撕裂瓣水肿,由于创缘较薄,又具有收缩能力,所以可以翘起、裂开、角膜上皮很快覆盖创面。角膜层间撕裂,亦容易存留异物。

【诊断】

非穿孔性角膜撕裂伤和穿孔性角膜撕裂伤的处理原则不同,所以必须加以鉴别。鉴别最有效的方法是进行Seidel 试验:用 1% 的荧光素溶液滴入结膜囊内,在裂隙灯显微镜下进行观察,同时可用手指轻压上眼睑或者下眼睑,若为穿孔性伤口,虽已闭合,但由于渗漏而出现绿色的溪流现象。另外,在裂隙灯显微镜下仔细检查后弹力层有无破裂,一般较容易诊断。

【治疗】

1. 保守治疗　非穿孔性角膜撕裂伤的治疗目的是预防感染,促进上皮及基质愈合,尽量避免瘢痕形成以及术后角膜表面不规则面引起的散光。如单纯性角膜层间裂伤而无组织缺损,撕裂范围不大,又靠近视轴区、伤口尚未裂开时,不必缝合;整复撕裂的角膜瓣,恢复正常位置后,配戴软性角膜接触镜;水肿常在数日内消退,4~6 周后痊愈。若无软性治疗角膜接触镜时,整复撕裂的角膜瓣后,涂抗生素眼膏,加压包扎,同时可全身应用抗生素预防感染。

2. 手术治疗　角膜层间撕裂范围较大,不规则或伤口闭合不良时,应进行角膜层间撕裂伤修复术,术中应注意检查撕裂伤口内有无异物存留并予以取出;缝线缝合时注意尽量避免在瞳孔区,同时注意缝线张力分布均匀,以防术后大散光和伤口对合不齐等。

(二)深层角膜损伤

【概述】

指累及角膜基质的损伤,甚至深达后弹力层,但未穿破内皮细胞层。常见与刀、针、飞溅的金属或玻璃引起的损伤。其中片状伤是将组织劈割为两片。多由于快刀片在损伤部位的一侧所形成的斜切伤;正常割伤是由于致伤物体呈正切线,将角膜组织切除一部分,伤口长 1~2mm,深达基质深层,前房正常。

【临床表现】

1. 症状很少,没有疼痛、流泪、畏光。

2. 最初伤口两侧虽有水肿混浊,但由于上皮能迅速覆盖创面,混浊很快消失,伤口愈合;正切割伤的两瓣伤后几小时即对合,1 天之内水肿消失。裂伤破坏较大者亦可导致广泛的病变及水肿,一般于几周之内方可恢复,如果遗留轻度瘢痕,大约需要 4~5 周方可恢复透明。如果组织丢失较多,特别是合并感染者,可产生血管性角膜白斑,甚至角膜膨出。

【并发症】

1. 异物存留伤口如玻璃碎片以及木屑。

2. 片状伤口的两瓣对合不全,产生光学上的缺陷。

3. 感染,形成角膜溃疡或者前房积脓。

【治疗】

1. 保守治疗　全面检查,滴 2% 的荧光素钠液后,作裂隙灯检查,观察异物有无存留,注意预防感染。滴抗生素液;如果伤口不大,可将眼睑及时包扎,减少活动,促进修复。另一方法是配戴硬性角膜接触镜,将坏死的大片角膜组织轻轻除去,将硬性角膜接触镜压在角膜表面,可防止角膜溃烂,连续反复治疗数月,直至角膜愈合,炎症消失。

2. 手术缝合　在手术显微镜下,用 10-0 尼龙缝线,在伤口的边缘作等距离的深层缝合,在缝合时切忌穿破角膜房水外溢。预防的办法是缝合时,用单齿小镊夹住角膜伤口,然后从伤口2.5mm处进针至角膜全层的2/3处,继之取镊子夹住对侧伤口,利用对抗力量,将缝针呈弧形前进,穿入对侧创缘的相应部位,在角膜上皮层距伤口2.5mm处出针,在进针处打结,剪除多余的缝线,扯动缝线将线结埋入角膜深层,然后反方向拉动,使之恰巧位于角膜表层之下,如此作间断缝线缝合角膜。

(三)角膜全层裂伤

【概述】

角膜全层裂伤是指损伤穿破角膜全层,包括后弹力层以及内皮细胞层面进入前房。

【病因】

1. 锐器伤 带有尖端或者利刃物体的刺伤或者切割伤,如剪子、刀、针、锥的刺伤,以及一次性注射器扎伤,儿童多见,且多为农村儿童。

2. 异物伤 在工业生产中快速溅起的金属碎屑或铁片,在矿山或者建筑路段等工作中爆炸物的碎片,在玩耍中气枪子弹的误伤都可引起角膜的穿孔或合并眼内异物,甚至眼球贯通伤。

3. 带刺植物伤 树枝、庄稼秆、竹刺等,多见于农业性外伤。

【临床表现】

1. 症状 多有受伤时一过性疼痛,特征性的症状是受伤的一瞬间有一股热泪(房水)自伤眼涌出;畏光、流泪、眼睑痉挛等刺激症状较明显,伤及角膜者可有明显的摩擦感,并立即出现不同程度的视力下降,少数可为逐渐减退。

2. 临床体征

(1)角膜伤口:角膜伤口多位于睑裂部,小于3mm的伤口大多可自行闭合,不影响前房和瞳孔,较大的伤口,往往裂开、水肿。角膜缘的伤口延伸至巩膜时可见巩膜裂伤或色素膜脱出嵌顿(图5-1)。

(2)前房变浅:角膜或角膜缘的穿孔伤,由于房水流出,前房可变浅甚至完全消失。

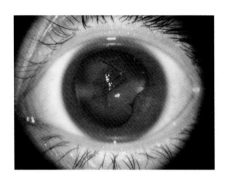

图 5-1　角膜裂伤图
角膜伤口不规则

(3) 眼压降低:房水流出或角巩膜伤口内有葡萄膜组织和玻璃体脱出者,眼压可能极低,甚至可有眼球塌陷。但当眼球壁伤口较小或已闭合者眼压可无明显改变。对眼球穿孔的患者一般不进行眼压测量,以免造成眼内容物进一步脱出。如确属必要,应非常小心地轻轻指测检查。

(4) 瞳孔改变:由于虹膜脱出或者嵌顿于角膜或角膜缘伤口,瞳孔往往向伤口部位移位,而呈梨形。

(5) 虹膜伤口:较深的角膜穿孔伤常伤及虹膜,在与角膜伤口相对应处可见虹膜穿孔,或伴有前房出血和房水混浊。角膜伤口可以愈合,而同时发生的虹膜伤口则多终生不愈。所以虹膜穿孔是诊断角膜穿孔的重要依据之一。

(6) 晶状体损伤:较深的角膜穿孔伤往往损伤晶状体,小而迅速闭合的晶状体损伤往往形成局限的晶状体混浊,较大的损伤,房水进入晶状体囊内,与晶状体皮质接触,使其吸收水分而混浊膨胀,混浊的皮质可涌入前房。

(7) 眼内容脱出:较大的角巩膜穿孔伤除房水流出外,玻璃体亦可脱出于伤口外而呈黏稠的透明胶质状。

(8) 视网膜损伤:尖细的物体,尤其是受伤时速度极快的异物,虽然眼球前段的损伤不甚明显,而视网膜上可见出血,继之形成萎缩灶。这是由于刺伤或者异物撞击所致,亦可为二次穿孔的后孔所在。由于该类损伤多伴有玻璃体出血,所以常形成增殖性玻璃体视网膜病变。

（9）异物存留：如有异物进入眼球，除可见机械性损伤外，还可检查出异物的存留，各种异物在眼球内存留所发生的长期机械性刺激，可导致虹膜睫状体炎、青光眼、玻璃体纤维组织增生、视网膜脱离或眼球萎缩。

（10）眼内感染：角巩膜穿孔伤时，由于致伤物携带的致病微生物的感染，而形成化脓性眼内炎和全眼球炎，使病情加剧，若得不到及时治疗，常导致眼球萎缩而失明，甚至炎症向颅内转移而危及生命。

（11）金属沉着症：金属异物在眼球内长期存留所形成的化学性损伤（金属沉着症）对眼球有严重的破坏作用。

1）铁异物在眼球内经氧化变成氧化铁，与组织蛋白结合形成一种不溶性的含铁蛋白质。铁离子由异物周围逐渐向眼球各组织扩散，形成棕色沉着物，称眼铁质沉着症。还可发生视网膜变性，神经胶质细胞增生、血管周围色素沉着，酷似视网膜色素变性。虹膜呈棕红色，瞳孔散大，晶状体混浊，其前囊上可见棕褐色铁锈颗粒沉着，有时在瞳孔缘下呈环形沉着。

2）铜异物，含铜量在 85% 以上者常以黄绿色的碳酸铜沉着于眼内各组织，称眼铜质沉着症。表现为角膜后弹力层棕黄色颗粒呈半圆形或环形沉着，并由葵花状铜质白内障及玻璃体的金黄色混浊，视网膜呈金箔样反光，后极部尤甚，因而视力受到严重影响。

【临床分型】

临床上，可以将各种角膜裂伤按受伤部位分为瞳孔区裂伤，角膜周边裂伤，全角膜裂伤，角巩膜裂伤；按形态而言，可分为规则的线性裂伤，不规则的 Y 形或者星形裂伤；按复杂性而言，可以分为单纯的角膜裂伤和合并有眼内容物脱出的复杂角膜裂伤。

1. 单纯的角膜裂伤　伤在角膜区时，最早的表现是伤口前端裂开，基质层水肿，后弹力层收缩，内皮细胞丢失。如果伤口结合良好，内聚力会变得很强，半小时内可即可承受眼内压力，经 24~48 小时，前端伤口将由有丝分裂的上皮细胞填充，角膜细胞游走至无细胞的基质区，伤口处的内皮细胞移行，相互接近。3~4 天后伤口上皮栓后退,基质层有纤维母细胞长入,并开始有胶原纤维。2周后,上皮细胞后退至正常位置和正常厚度,基质层的胶原纤维恢复平行排列,后弹力层呈一薄层,内皮细胞恢复原有的形状。总之,伤口的上皮细胞损伤修复很快,基质层及内皮层修复较慢,大约需要1~6个月。新生的角膜组织才能完全变为正常且变得很结实。

2. **复杂型角膜裂伤** 如果伤口边缘对合不齐,角膜裂伤的修复就会变得很复杂,例如角膜的上皮细胞没有及时地将伤口前三角区填充,它们将会大量的繁殖,沿着伤口进入角膜内,布满前房角和虹膜表面,直达睫状体及晶状体,产生上皮植入。如果伤口的后部对合不好,后三角区面向前房时,基质层的新生细胞和纤维常常迷失方向,长入前房,布满角膜内壁、前房角、虹膜、睫状体直至晶状体,严重破坏眼球,是为纤维植入。还有一种常见的情况是随着房水的外流,球内的组织嵌顿入伤口,如虹膜嵌顿,晶状体前囊膜嵌顿等。过大的伤口很不容易对合,形成的瘢痕,在未变结实之前,由于牵拉力以及眼球内压力的作用,该处角膜可出现扩张,瘢痕内只有很薄的角膜组织;膨出的瘢痕内可能夹杂有脱出的葡萄膜,是为角膜葡萄肿。

在这些合并症中,以虹膜嵌顿最为常见,眼内组织,可以被夹持在伤口的后三角区,形成前粘连;也可以像指头一样伸出到伤口之外,是为虹膜脱出。伤口小者,嵌顿的虹膜较少,形成部分前粘连。伤口大者,整个或者大部分虹膜瞳孔缘被嵌顿,全部前粘连。全部或大部分瞳孔被遮,对视力及眼球的预后都很差。

最严重的情况是伤口过大时,眼球内容物可以从伤口脱出至眼球外。

3. **角巩膜裂伤** 伤口位于角巩膜缘时,其愈合过程与角膜全层裂伤相同,唯一区别是角膜裂伤前端由上皮细胞填塞之三角形栓改由巩膜表层产生的血管性肉芽组织代替,栓的大小由伤口对合程度决定。如果伤口对合不好,新生的肉芽组织将充满裂口并且将延伸至前房,与嵌顿的球内组织汇合,这种伤很容易并发大量球内组织脱出如睫状体、玻璃体直至视网膜,这类伤位于虹膜睫状体时可产生睫状体葡萄肿,位于睫状体与角膜缘之间时,可以产生插入葡萄肿,由于伤及睫状体,还可并发交感性眼炎。另一要点是角膜缘裂伤不同与角膜裂伤,伤口仅 3~4mm,亦可造成很重的散光,严重影响视力。临床表现:由小针导致的角膜全层裂伤,伤口很小,一般无症状,伤后形成的瘢痕,也只有在裂隙灯下仔细检查方能发现。伤口较大时,情况即可变得很明显,在角膜缘可以看到伤口,眼压可以很低,新鲜的病例常伴有前房消失,眼内组织嵌顿。与此同时,还可以看到眼睑水肿,球结膜水肿,睫状充血。患者自述有头痛、眼痛、畏光、流泪、视力下降等。伤口初发时,边缘清洁、透明,几小时后,即显混浊,水肿,糜烂,前端的葡萄膜有的很明显,有的很小,但瞳孔常伴有轻度变形。

角巩膜裂伤常伴有局部球结膜水肿以及结膜下出血,如果伤口裂开,前房消失,虹膜睫状体疝出;当伤口位于睫状体之后时,则前房变深,虹膜反转,脉络膜及玻璃体脱出,前者呈透明黑色膜,后者呈透明小珠。久之,二者变成灰色雾状混浊,伤口较大时,还可发生晶状体及玻璃体脱出。

【诊断】

1. 有外伤史　自觉受伤时有"热泪"自伤眼流出。

2. 角膜伤口可见　较大的伤口可见伤口葡萄膜组织嵌顿、瞳孔变形。

3. 前房变浅或消失。

4. 伴有巩膜破裂往往前房有大量积血,眼压极低,有时可在结膜下见到脱出的紫黑色葡萄膜组织。

5. 如伤及晶状体,可有晶状体混浊或晶状体皮质涌入前房。

【治疗原则】

1. 防止和控制感染　全身和局部应用广谱抗生素等药物,待各种必要的检查完成之后,以无菌纱布覆盖。同时静脉应用抗生素如氨基糖苷类。

2. 防止眼内出血　眼球穿孔伤常累及葡萄膜和视网膜,而产生眼内出血。若出血量少,可自行吸收。如出血较多或反复不断出血,不仅不能吸收,还将引起增殖性玻璃体视网膜病变、导致牵拉性视网膜脱离、新生血管性青光眼等严重并发症，从而严重影响视力，所以，有效地防止眼内出血也是治疗角巩膜穿孔伤的一项重要措施。除应用止血剂之外，双眼包扎、静卧、避免眼球转动和震动，是防止出血的有效措施。

3. 防止炎症反应 角膜巩膜穿孔伤时，前房伴有大量的前列腺素释放，具有强烈的致炎作用，特别是伤及葡萄膜者将引起葡萄膜的强烈炎症反应，所以应按葡萄膜炎的治疗原则给予阿托品眼膏散瞳，全身应用皮质类固醇和前列腺素抑制剂等。

4. 爆炸伤的处理 爆炸伤多为双眼受伤，损害严重，不仅有穿孔伤，还常伴有挫伤，可有多处伤口或多处异物存留。除眼球受伤之外，常有眼睑、颜面、颅脑、肢体甚至内脏的损伤。治疗时应注意全身情况，以抢救生命为主，如情况许可，应及时处理眼外伤。爆炸伤的碎片大多携带泥土、污物，故应特别注意预防感染和破伤风。

5. 处理伤口 角膜伤口小于3mm，无移位，斜行自行闭合者，可不予缝合，戴治疗性软性角膜接触镜即可。如果使用角膜接触镜后前房形成，且保持稳定，则不需要进一步手术，至伤口愈合稳定。若戴接触镜后前房仍不形成、房水渗漏、前房变浅，或伤口较大并发虹膜或晶状体嵌顿者，则需要手术缝合。

【全层角膜裂伤的手术修复】

全层角膜裂伤的治疗主要是手术修复。全层角膜裂伤为开放性损伤，常伴有眼内容脱出，若得不到及时处理，可使伤情加剧，甚至因感染导致眼球萎缩，视力丧失，因此，临床上常需急诊手术缝合。

1. 手术目的 恢复和重建眼球的正常解剖形态，使伤口达水密状态，保持眼球的完整性；减少组织扭曲；除去破碎的组织（如损伤的晶状体和玻璃体）以及出血；治疗和防止葡萄膜组织、晶状体和玻璃体嵌顿；防止感染；最大限度地保持和恢复视功能。

2. 手术时机 患者就诊后，简要了解病史，检查要轻柔，轻微的刺激都可能使患者用力闭眼，造成眼压升高，眼内容进一步脱出。所以在检查前,用爱尔凯因表面麻醉剂后轻轻拉开眼睑检查,了解受伤情况后尽快手术,否则伤后数小时,可有角膜伤口水肿,增加了缝合的困难以及感染的机会。

3. 适应证　角膜伤口较大,有错位、裂开、前房不形成;伤口虽小,或已闭合,但患者年龄较小,易揉搓或碰撞眼睛,若戴角膜接触镜有可能使伤口重新裂开,亦需手术缝合和修复;有角膜和 / 或巩膜组织缺损的伤口;有虹膜、晶状体或玻璃体嵌顿的伤口。

4. 术前准备　为了掌握伤情,拟订手术计划,术前必须详询病史,包括致伤时间、致伤物质、致伤环境、抢救情况等。检查必须轻巧细致,嘱患者轻轻睁开双眼,切不可对眼球施加任何压力,眼睑有水肿、痉挛或者撕裂时,可滴入表面麻醉剂,用眼睑拉钩分开上下眼睑。如果是婴幼儿及小孩,在检查之前,口服水合氯醛或者肌肉注射氯胺酮,剂量按体重量计算。检查项目,除了常规检查之外,还可由医生根据伤情,选做一些辅助检查如 B 超、CT 等。

手术时间宜早,但什么时候更恰当,对多数的患者,原则上是在生命体征稳定之后。如果因处理四肢或者头脑伤而采用全身麻醉时,眼科部分可在外科医生手术完毕之后再进行,条件允许也可同时进行,以缩短麻醉时间。

手术处理大致可分为五个步骤:①用温生理盐水洗净污物,一般用 1 000~2 000ml 生理盐水轻轻冲洗,可分成 2~3 次冲洗;②游离被嵌顿的组织;③将球内组织恢复到原来的位置;④稳妥合理地缝合伤口;⑤术后用药,包括1% 阿托品散大瞳孔、滴激素滴眼液控制炎症反应,局部及全身使用抗生素预防感染。

5. 手术操作　手术在手术显微镜下进行。先清洗角膜,看伤口的形状,有无球内组织嵌顿和准备对合的组织,以便选择缝针的弯曲度半径及缝针的种类。

手术结束时,注水或注气形成前房,避免虹膜前粘连;将全部角膜线结导入角膜实质内;伤口应达到水密及确实的气密。

(1) 线性角膜全层裂伤:一个清洁整齐的裂伤,可以采用弯曲半径较小的无创伤的 10-0 尼龙线,从距伤口两侧 1~2mm 处进针及出针。如果裂伤处组织水肿,针的进出口距裂口边缘最少应该是 2.5mm,针的弯曲度一般不宜小于 4mm,缝针深度是角膜厚度的 2/3~3/4。缝合时应对合准确,不许抽出再缝,加重角膜损伤。缝线不可结扎太紧,应当稍稍松一点,因为术后角膜会水肿,这是组织愈合的正常反应。缝线过紧会导致线结组织切割。当然,也不能太松,影响对合。尽量减少术后出现的散光。万一缝合之后出现泄漏,可添加几针浅层缝合,应当注意的是:横过瞳孔区的伤口,最好是在瞳孔区两侧缝合,中央区不缝合或者只做浅层缝合;对斜切伤,为了防止散光形成,有人主张作 2 针浅层缝合,但是有学者认为单纯加压即可,对于垂直裂伤,可以采用间断缝合术或者连续缝合术。用 10-0 尼龙缝线作连续缝合时,第 1 针首先从对侧伤口内缘,角膜 2/3 处的伤口内侧出针,打一反结,埋入伤口内,以后即循此进行。最后 1 针,在伤口内侧的线留长一点,形成套圈,然后从对侧伤口上方传入伤口内侧作一方结。整个操作是用持针器在显微镜下进行缝合。

(2) 不整齐的树枝状、星形或者 Y 形裂伤:有的可采用连续缝线,有的可采用间断缝线。合并有虹膜脱出时,可以根据脱出的组织有无污染,脱出组织多少等具体情况,或者剪去,或者复位。间断缝合伤口时,缝针从一个角进入裂口分支处,经过另一缝线,自裂口内侧表面穿出。

(3) 角膜星形裂伤:多见于穿刺伤或者异物伤。伤口虽不大,但可以伴有上皮细胞侵入,形成前房上皮细胞囊肿。伤口处的角膜尚无水肿时,可以采用荷包式缝线固定之,缝线及方结都埋在裂口内。若有一小片角膜组织被破坏丢失,修理方法:一是采用结膜瓣遮盖法。经几天或者几周后,结膜瓣会缩回原位,但角膜缺损处已经被纤维或者纤维化组织填补;二是穿透性角膜移植手术。适用于大的星形裂伤,移植片应该大一些,边缘应绕开瞳孔区。万一当时没有角膜移植材料,有人主张采用干燥保存角膜先作板层角膜移植,以后再考虑穿透性角膜移植。

(4) 角膜裂伤合并虹膜脱出、前房消失:对于这类裂伤的处理,可分为三步,一是虹膜的处理;二是恢复前房;三是缝合伤口。对于脱出的虹膜,应根据脱出的大小、时间、有无感染及坏死等来考虑应进行还纳术还是切除术。具体步骤是首先用抗生素液冲洗脱出的虹膜及结膜囊,轻轻擦净虹膜表面的分泌物,如果脱出虹膜没有坏死或者碎裂,可以还纳。用10-0尼龙线临时缝合角膜伤口的浅层,在角膜缘作一前房穿刺口,用小针头穿入前房,注入平衡盐溶液可恢复前房,缩小瞳孔,缩瞳剂可以帮助将脱出的组织拉进前房。如果检查眼底,则改用单纯的平衡盐溶液恢复前房,结膜囊点用散瞳剂,将瞳孔散大。前房内注入透明质酸钠,可以方便角膜的缝合。但是术后可出现暂时性眼压升高及轻度炎症反应,手术完毕,必须冲洗吸出。实验证明,角膜穿通伤后,房水中前列腺素明显增加,这也是引起炎症的一个原因。如果上述方法都不能使脱出的虹膜复位,则应进行手术复位,方法是在脱出部位对侧的角膜缘作一个切口,用小虹膜复位器从切口伸入对侧的虹膜根部向伤口部位横扫,将脱出的组织强力拉回,恢复至原位,最后在角膜裂口3/4深度,用10-0尼龙线缝合结扎,拆除角膜浅层缝线。术后结膜下注入抗生素及糖皮质激素,滴非甾体抗炎眼药水及散瞳剂。

(5)角巩膜裂伤合并虹膜睫状体嵌顿的处理:首先将从角膜伤口脱出的虹膜睫状体与伤口分开,然后用10-0尼龙线缝合角膜缘伤口,并顺序缝合角膜。其次,在伤口部位作球结膜切开,分离球结膜,暴露巩膜伤口并缝合。为了便于在前房内注入液体,有人主张先缝合巩膜,后缝合角膜。在巩膜伤口前端脱出的睫状体,一般可以从原伤口复位,尽可能不切除,以免出血。如果不能复位,则应仔细检查有无外在因素阻止其复位。找不到原因时,可在睫状体表面轻轻电凝或者冷冻,使阻止收缩,此时提起巩膜裂口边缘,睫状体即可自动进入眼内,不做睫状体切除即可缝合巩膜,万一上述措施都不能使睫状体还纳,或者睫状体早已碎裂并伴有玻璃体脱出时,可将脱出的睫状体切去。对脱出的玻璃体,用棉拭子将其提起后剪去。最后缝合巩膜和结膜。术后结膜下注射抗生素及糖皮质激素,术后应用静脉抗生素,局部点用抗生素滴眼液,非甾体抗炎滴眼液以及散瞳剂。

(6) 角巩膜裂伤合并晶状体破裂的处理:这类外伤比较严重,角巩膜破裂比较大,晶状体囊膜破裂,皮质混浊,手术时不仅要缝合角巩膜裂口,对混浊的晶状体,前者同上节,后者请参考"晶状体损伤"内容。

角膜化学伤以及烧灼伤请参加"化学伤及热烧伤"章节。

6. 术后处理

1) 用药:全身应用抗生素预防感染;滴用促进角膜上皮修复眼药的同时,局部糖皮质激素及非甾体抗炎药,抑制眼内炎性反应;阿托品或复方托吡卡胺眼药散瞳。

2) 观察:术后检查伤口闭合、前房维持情况;视力、眼压、是否有感染征象;晶体混浊破碎情况,以决定下一步治疗。

3) 拆线:视伤口愈合情况,角膜缝线最早 1 个月拆除,伤口愈合欠佳则应延迟拆除。若缝线松弛,则尽早拆除;张力大的伤口,可分次间断拆除;长入新生血管的缝线,应尽早拆除。

(刘敬花　秦　毅)

第二节　巩膜外伤

一、巩膜穿孔伤

【概述】

按解剖部位对眼球穿孔伤进行分类,可依穿孔位置分为角膜穿孔伤、角巩膜穿孔伤和巩膜穿孔伤。由于临床表现、处理和预后上的一致性,角巩膜穿孔通常也归入巩膜穿孔伤。20 世纪 70 年代以来,由于眼科显微手术的开展和抗生素的应用,角膜穿孔伤的预后已有很大的改善。在多数病例,角膜伤口经初期修复,伤口对合良好,前房迅速恢复,较少有严重并发症发生。即使晶状体累及,也可行白内障手术,最终可获得有用视力。但是,巩膜穿孔伤的预后仍无明显改善,主要是由于创伤愈合过程中引起的并发症可造成视网膜脱离。

【病因】

1. 锐器刺穿巩膜穿孔伤或者裂伤,多位于前部巩膜,常常累及相邻的睫状体和玻璃体,晶状体也可能损伤。

2. 高速飞行的金属片引起后部巩膜穿孔伤,同时伴有眼球贯通伤的出口部位。这类穿孔伤总是伴有脉络膜、视网膜和玻璃体的损伤。

3. 医源性的巩膜穿孔伤可能发生在视网膜脱离手术中,球后注射或者结膜下注射也偶有发生。硬而紧的巩膜环扎带可能穿破巩膜进入眼内。

【病理生理学】

1. 巩膜穿孔伤的愈合　巩膜伤口的愈合与角膜不同,巩膜表面无上皮覆盖。巩膜伤口主要由巩膜表面的成纤维细胞,偶尔也由葡萄膜基质的成纤维细胞或血管组织修复。根据动物实验观察,在伤后 1 天内,巩膜表层有轻度的炎症反应,巩膜伤口的断端不能自行愈合,用长为 2mm 的三棱针造成的巩膜穿孔伤中,伤口张开,有玻璃体嵌顿。伤后 3~4 天,巩膜表层的纤维细胞活化,变成典型的成纤维细胞,从外面长入巩膜伤口中;伤口部位脉络膜断端也明显增厚,基质中可见成纤维细胞。伤后 7 天,伤口的空缺已完全被增生的纤维组织充填,在组织学切片上可见这些成纤维细胞、胶原纤维以及小血管与巩膜表层相延续,而巩膜实质层的断端无明显变化。伤后 2 周,修复巩膜缺口的纤维组织中,细胞成分减少,胶原成分增加,但瘢痕组织的厚度较临近巩膜明显变薄。在伤口内侧表面的视网膜断端,组织变性萎缩,细胞数量明显减少;伤口瘢痕的内表面没有视网膜组织覆盖。在不合并玻璃体积血或葡萄膜、视网膜嵌顿于伤口的情况下,无论在兔眼巩膜穿孔伤后不经缝合的赤道部小伤口(2mm 大小),或者在猴眼赤道部造成 8mm 长的、经过密切缝合的裂伤,巩膜、脉络膜和视网膜伤口的愈合过程都与上述观察一致,没有明显向眼内的纤维组织增生。

2. 外伤性增殖性玻璃体视网膜病变的病理学改

变 在巩膜穿孔伤合并玻璃体积血、眼内炎症或组织嵌顿等情况下,巩膜伤口的愈合不同于以上描述的结局。大量的临床病例观察及动物实验,后者包括睫状体平部切口加玻璃体内注入自体血液,巩膜贯通伤、赤道部穿孔伤加玻璃体积血,巩膜穿孔伤加玻璃体内分别注入白细胞、红细胞及血清成分等实验,都证实巩膜伤口的愈合过程过度活跃,从巩膜表层增生的成纤维细胞在伤后4~7天,即沿着变性凝集的玻璃体胶原束、血块或者嵌顿的组织向眼内生长,此时伤口及玻璃体腔含有大量的巨噬细胞,在伤后7~14天,过度增生的纤维血管组织附着于视网膜上,病理检查见视盘前以及睫状上皮细胞也残余增生组织,由于增生组织中含有肌纤维母细胞,即具有平滑肌特征,含有5~7nm肌动蛋白微丝的成纤维细胞的收缩,造成牵拉性视网膜脱离,在睫状体平面形成的睫状膜的收缩,可使睫状体分离,并使整个视网膜皱缩于晶状体后或者睫状膜部位,最终眼球萎缩。这一病变即称外伤性增殖性玻璃体视网膜病变。

外伤性增殖型玻璃体视网膜病变实质上是创伤后炎症和修复过程在眼球后节的一种特殊表现。从病理学的一般规律看,这一病理过程与全身其他部位的创伤如发生在皮肤上的创伤有着共同的过程,即炎症期、增生期、组织重建期。但是,由于眼球后节的特殊性和巩膜穿孔伤的特点,外伤性增殖性玻璃体视网膜病变与一般的创伤的愈合相比,与特发性孔源性视网膜脱离后发生的增殖性玻璃体视网膜病变相比,还有如下的特点:

(1) 巨噬细胞是刺激眼内细胞增生的主要细胞,尤其是在合并玻璃体积血时,玻璃体内含有大量的巨噬细胞浸润。巨噬细胞能分泌多种生物活性因子,持久的眼内慢性炎症及因血眼屏障损害向眼内的血浆渗出增加,总是与创伤愈合的过度反应和眼内细胞增生相联系。因此,应将玻璃体积血、眼内持久的炎症看作是发生外伤性增殖性玻璃体视网膜病变的高度危险因素。

(2) 眼内增生的细胞主要是成纤维细胞,而不是视网膜色素上皮细胞。成纤维细胞主要来源于伤口,也可以来源于视网膜的血管复合体。此外,神经胶质细胞、睫状上皮细胞也参与增生过程,除伤口部位的视网膜破口之外,视网膜色素上皮细胞缺少机会游走和增生。在增生的组织中可含有小血管。引起增生组织收缩的主要力量来自肌纤维母细胞。

牵拉性视网膜脱离的发生时间多在伤后 2~4 周。横贯玻璃体腔的增生性条索或膜较为多见,在伤口附近也有视网膜周围膜形成。在有较多玻璃体积血的情况下,视网膜脱离发生时,玻璃体仍然处于高度混浊的状态,难以用检眼镜直接观察到。因此,超声波检查具有重要的诊断价值。另外,角巩膜穿孔伤常合并睫状膜形成,继而造成前部增殖性玻璃体视网膜病变,使玻璃体手术处理这类眼外伤的手术时机非常短暂,难度也很大。因此,在符合手术适应证的伤眼,手术宜在伤后 1~2 周内尽早进行。

【临床表现和诊断】

巩膜穿孔伤的伤情有很大的变异范围,如可以是细针穿刺入眼内,也可能是较大的巩膜裂伤合并眼内各种结构的损伤及异物存留。因此,每例外伤病人的临床表现也各不相同。

1. 症状 伤眼疼痛,红肿,怕光,流泪,视力有不同程度的下降。

2. 体征 前部巩膜穿孔伤可查见伤口,伤口部位结膜出血、裂开及水肿,睫状充血,角膜裂开或者变形,前房消失或变浅,前房积血,葡萄膜嵌顿或脱出。后部巩膜穿孔伤不易直接查见伤口,尤其是较小的伤口,可能仅见局部结膜出血及水肿;在较大的裂伤,由于较多的出血和眼内容物脱出,可有较多的表现如结膜下出血、前房积血、眼压下降、眼球运动受限、视力严重损害等。除以上表现外,可伴有眼睑及附属器的损伤。

3. 并发症 如外伤性感染性眼内炎、继发性青光眼、交感性眼炎、眼球萎缩等,多见于就诊较晚的病人。

【注意事项】

1. 避免漏诊伤口较小的巩膜穿孔伤或者后部巩膜穿孔伤 应详细仔细询问病史,充分估计穿孔伤的可能性;

认真检查穿孔伤的体征,如局限的结膜下出血、视网膜周边部的出血、前房或者玻璃体内炎症表现如闪光、细胞等。

2. **超声波检查**　在屈光间质混浊的病例,对了解眼内伤情,尤其是眼底病情的发展,指导手术处理有重要作用。一般应在初期修复巩膜伤口以后及时进行。对拟进行玻璃体手术的伤眼应列为常规检查。在合并玻璃体积血的眼,在伤后1周左右即可出现玻璃体后脱离,此时也可出现视网膜牵拉,应注意鉴别。

3. **眼球内异物存留**　是巩膜穿孔伤的一种常见原因,对眼内的损伤程度和临床表现主要取决于异物的大小、性质及损伤部位等因素。应结合外伤史进行影像学检查,以免漏诊。

4. **感染性眼内炎**　对有污染或合并眼球内异物的穿孔伤,应密切观察眼内感染的征象,如伤眼疼痛加重、高度肿胀、前房积脓、玻璃体内雪球样混浊团等。感染性眼内炎的早期诊断对挽救伤眼至关重要。

5. **巩膜穿孔伤(贯通伤)**　使预后明显变坏。锐器刺入较深或者高速飞行的金属片可在眼球后极部造成出口。由于对出口部位较难进行初期修复,这类伤眼多需要玻璃体手术处理。

【治疗】

及时修复伤口、恢复眼球结构的完整性以及防治外伤后的并发症,是巩膜穿孔伤临床处理的两项基本原则。在许多情况下不能完全解决眼球内结构紊乱或者屈光间质混浊问题。这些问题可在初期修复后进行详细的检查,包括超声波和视觉电生理检查、X线检查等,然后决定进一步治疗或者手术方案。麻醉方法:儿童及不配合患者需要全身麻醉,多数患者可以在球后麻醉下完成手术,注射前后切勿挤压眼球。

1. **伤口初期修复**　应尽早手术处理穿孔伤口。有动物实验证实,巩膜伤口不易自行闭合,大于2mm的不规则伤口即有组织的嵌顿,也应手术清理、缝合。

缝合时注意事项如下:

(1) 手术前用生理盐水充分冲洗结膜囊,剪开球结膜,充分暴露伤口。

（2）伤口过大或者位置靠后时,牵拉眼球不可过度,以避免更多的眼内容物脱出。

（3）应充分暴露全部巩膜伤口,巩膜伤口可能向后延伸很长,应逐步暴露缝合。如果其为贯通（双穿孔）伤,一般先处理前部入口,再作360°球结膜切开,暴露赤道或者其后的出口。对接近后极部的较小的伤口,由于暴露时难避免挤压眼球,可能致更多的眼内容物脱出,也可在初期手术暂不处理。这类伤口可在1~2周愈合,在此期间可根据超声波等检查结果考虑是否再行玻璃体切除术,以防止玻璃体内纤维增殖造成牵拉性视网膜脱离。

（4）角巩膜穿孔伤应首先对合角膜缘部;在切开、分离球结膜和筋膜后,先在角膜缘作1针缝合,然后分别缝合角膜伤口和巩膜伤口。

（5）巩膜伤口应对合良好:缝针应进入巩膜1/2深度,不能过深（穿透巩膜进入眼内）或过浅（对合不好或者缝线撕脱）,进出针部位距伤口边缘1.5mm,伤口中无组织或血块嵌顿。如果伤口内有脉络膜脱出,可分别用缝针穿过伤口两唇,而不损伤脉络膜,结扎缝线时,用虹膜恢复器将脉络膜压向眼内。有时,缝线残端可暂时留得长一些,便于牵引眼球暴露伤口,在缝合过程中,注意持续清除脱出的玻璃体。

（6）玻璃体脱出的处理:全周剪开球结膜及筋膜,彻底暴露巩膜伤口,发现一个处理一个,并详细准确记录伤口位置（如经线、角膜缘后的位置）及范围。伤口位于角膜缘后6mm以上者,损伤常累及玻璃体基底部及视网膜,可有玻璃体脱出。脱出的玻璃体应用棉签粘起,用剪刀剪除,剪除时不可压向伤口,以防玻璃体进一步脱出。亦可使用玻璃体切除器切除。

（7）恢复玻璃体腔容积:如玻璃体脱出较多,应像恢复前房一样,恢复玻璃体腔容积。由伤口对侧的睫状体平坦部刺入玻璃体腔,注入平衡盐溶液,以便观察后节情况。

（8）视网膜脱出的处理:在少数情况下,巩膜破裂伤合并脉络膜破裂,其下的视网膜未被穿破时,由于眼压及眶内压的作用可导致视网膜从伤口脱出。在没有出血时，脱出的视网膜为带有血管的透明组织或呈透明泡状隆起，所以在处理巩膜伤口时应该强调在手术显微镜下操作，只有在手术显微镜下才能清晰辨明透明的视网膜组织，否则，易将视网膜当作玻璃体一并切除。此时，可用两种方法使其复位：一是用玻璃体切割器先从睫状体平坦部做玻璃体切除，减少眼内容积，再用虹膜恢复器将视网膜送回眼内。此时，视网膜脱离尚未发生，新鲜的视网膜破口较易愈合。另外，可及时处理嵌顿于伤口内的视网膜，如果视网膜嵌顿已经愈合，处理则相当困难，再者，清除玻璃体积血即清除了晚期发生牵拉性视网膜脱离的诱因及支架。二是如无玻璃体切割器，可做前房穿刺，降低眼压，便于视网膜复位。原则上对脱出的视网膜应完全送回眼内，若残余部分视网膜无法复位时，应予以剪除，防止其发生嵌顿，否则，由于创伤愈合作用，视网膜将发生纤维化，必将引起牵拉性视网膜脱离，预后差。

（9）巩膜缺损的处理：可大致按照角膜移植术的方法用异体巩膜作巩膜修补术。

（10）同时合并外伤性白内障处理：外伤性白内障多见于角巩膜穿孔伤。对非晶体破裂性白内障，可在初期修复后再做处理。对晶状体破裂性白内障，如果没有嵌顿在伤口内，不主张在初期修复时摘出。因为穿孔伤伤口是不清洁的，要清除眼内的晶状体物质，势必要在低眼压、组织关系不清晰等情况下，器械反复多次进入眼内，这对于伤眼尽快恢复完整性、预防或控制感染是不利的。同时，从伤口吸出晶状体物质还难以避免晶状体囊膜等在伤口的嵌顿，这些物质的遗留可作为从伤口向眼内长入的成纤维细胞的支架，是加剧眼内增生和伤口愈合不良（尤其是角膜伤口）的因素。如果破裂的晶状体物质嵌顿于伤口中，可以根据情况从伤口游离和吸出晶状体物质，缝合伤口时应确认伤口内无嵌顿。初期修复后，如晶状体蛋白进入前房，为避免继发性青光眼和晶状体过敏性眼内炎，可重新作角膜缘切口行白内障摘除术。没有晶状体物质溢出的外伤性白内障，可根据视力需要在晚些时间安排手术。

（11）同时合并球内异物处理：术前若能确定或者疑为磁性异物时，可在影像学定位后，采用球外进路或者通过伤口用磁铁吸出异物。由于球内异物是感染性眼内炎的主要原因之一，及时摘出异物是有利的。若为含铜的异物，可以在初期修复后尽早安排手术，以内进路（玻璃体手术）或者外进路（准确定位）方法取出。过小的铜异物，如雷管爆炸时形成的 1mm 左右的碎片，实验证实不致引起明显的眼内损害，可以不予取出。铅异物可在伤后 2~3 周取出，动物实验已证实，在此期间内没有出现明显的视网膜毒性。玻璃等性质稳定的异物可根据大小、部位不一定强求取出术。由于外伤的情况千变万化，具体的处理都应根据实际情况决定，没有绝对不变的模式。

（12）同时合并眼内感染处理：这主要根据感染可能性大小的推测，伤后就诊的早晚而定。研究表明，静脉或者球旁注射等方式给药都不能使玻璃体腔的药物浓度达到有效浓度，因此直接向玻璃体内注射药物是抗感染最有效的给药方法。通常对合并球内异物、就诊及初期清创缝合手术较晚、伤口污染较重、葡萄膜脱出、玻璃体积血等病例，可以在初期手术中作预防性玻璃体注药。

2. 初期修复手术后的处理

（1）用药与观察：应用抗生素预防感染；全身应用止血药减轻出血；全身或局部糖皮质激素及非甾体抗炎药，抑制眼内炎性反应；阿托品眼药散瞳。术后检测视力、眼压、眼部情况变化，术后及时行眼部 B 超检查，指导进一步治疗。

（2）外伤性感染性眼内炎：根据研究，认为不同的给药方式目的不同。用抗生素眼液频繁点眼（1~2 小时 1 次），可使结膜囊无菌，防止眼球外的感染源进入眼内；全身静脉或者肌肉注射大剂量抗生素，主要是防止眼内感染向全身扩散，由于血眼屏障的关系，这种给药方式尚不能提供玻璃体内有效的药物浓度，对玻璃体内感染最有效的给药方式是玻璃体内注射药物。一般仅注药 1 次。对注药后控制不佳的严重病例，可以考虑玻璃体切除术，在灌注液里可加入抗生素液。

(3) 外伤性增殖性玻璃体视网膜病变:巩膜穿孔伤合并大量玻璃体积血、眼内炎症、球内异物或双穿孔伤,是发生这一病变的高危眼,可在伤后 1~2 周行玻璃体切除术。

二、间接性巩膜破裂

【概述】

对眼球的钝力打击非常强时,如木条、石块、拳头,甚至是高压气流撞击或者冲击眼球,可在撞击部位或远离撞击点的部位发生眼球破裂。事实上,直接的破裂极其少见,而间接性破裂,即远离撞击点部位的破裂较为多见,而且多伴有较广泛的脉络膜视网膜损伤和眼内出血。

【发病机制与破裂部位】

严重钝挫伤引起间接性巩膜破裂的机制尚未完全明了。眼球充满液体,可看作是一个不可压缩性球体。当受到压力引起形变时,要保持体积不变,只能增加表面积,这样在薄弱部位可引起巩膜破裂。由于直接打击的部位往往不是最薄弱的部位,因此直接性巩膜裂伤较少发生。但是,巩膜厚度不是唯一的决定因素,否则所有的破裂应发生在巩膜最薄处,即紧靠直肌止端稍后的部位。临床统计表明,鼻上象限角膜缘后与 Tillaux 螺线(即通过四个直肌止端的圆)之间、颞上象限 Tillaux 螺线与赤道后 5mm 之间是巩膜破裂最多发生的部位,其次是颞上象限角膜缘后与 Tillaux 螺线之间。Russell 等报告的最多见部位是颞上象限,其次是鼻上象限。惠延年等报告的 8 例中,7 例发生在上方两个象限内。可见上方两个象限是间接性巩膜破裂伤的多发部位。

【临床表现】

间接性巩膜破裂伤实质上是眼球的爆裂。巩膜一旦裂开,眼球立即减压,因此球结膜几乎不发生破裂。

1. 症状　不明显,可表现为疼痛,严重的视力下降甚至光感以下。

2. 体征　有严重的结膜充血与水肿、结膜下出血、低眼压、前房积血,在巩膜破裂的象限,眼球运动受限,在前房大量积血时,前房深度不易判断,否则,前房可能变深。

眼睑常出现肿胀、淤血。由于球结膜完整，间接性巩膜破裂较锐器伤所致的巩膜穿孔少见眼内感染。

3. 其他　因为间接性巩膜破裂伤的部位可能靠后，或因球结膜完整、结膜下大量出血掩盖破裂部位、临床上不能直接看到巩膜破裂，因此对这种情况称之为隐匿性巩膜破裂，可能引起误诊或漏诊。

根据文献报道和作者的经验，没有一种单项体征可以作为隐匿性巩膜破裂的绝对根据。有报告指出：高度怀疑为间接性巩膜破裂的临床表现为：伤眼有明显的球结膜水肿和结膜下出血，可局限于一个象限或者一半；眼球运动可能受限，如果在一个方向更明显，破裂的部位可能是这个象限；几乎所有的病例都有完全性前房积血，如果能够判断前房深度，则倾向于深前房；眼压可能很低，也可能为正常。Rssell 等报告，初诊时存在巩膜破裂的最重要的体征是视力和眼压，大多数巩膜破裂病例视力是无光感或者光感；眼压为 0 或 10mmHg 以下；出血性结膜水肿、前房积血，这些表现与无巩膜破裂的眼相比有显著的统计学差异。而前房深度、眼睑肿胀、眼睑裂伤、异常的眼球运动、角膜皱褶、视网膜脱离或者玻璃体积血不能作为巩膜破裂的指征。他们认为若伤眼眼压低于 10mmhg 以下，视力为光感应行手术探查。超声波检查的阳性率不高。

【诊断】

由于上述临床表现每一项都不是特征性的，钝挫伤后初诊巩膜破裂的指征应包括：

1. 视力光感以下
2. 球结膜水肿和球结膜下大量出血
3. 眼压低
4. 前房积血
5. 某一方向眼球运动受限

具有 3~4 种上述临床表现、巩膜破裂的可能性增大，应行手术探查。

由于病人来诊的早晚不同，在伤后几天内，前房积血多见，巩膜裂口因血块及组织嵌顿、眼球内出血造成眼压正常的假象；2 周后来诊者，前房积血多已吸收，眼压很低。在一些病例，还可见角膜轻度变形和横的皱纹。超声或其他影像学检查、视觉电生理检查对一些病例的诊断可能有帮助。

【治疗】

手术处理：及时手术处理巩膜破裂伤极为重要。只要临床上怀疑巩膜破裂，应立即行手术探查。只有在病人全身情况不允许时（如醉酒），可稍推迟手术。

可在怀疑破裂的象限内作180°以上的球结膜环形切开。若无定位的体征，应首先切开上方两个象限。若在预想的区域没有发现破裂，可扩大结膜切开。一般认为，巩膜破裂多为一处，但也有两处巩膜裂伤的病例报告，因此探查应仔细。找到破裂处后，必须找到破裂的止端，冲洗，切除已脱出的眼内容物，缝合巩膜裂口。沿裂伤边缘作冷凝或者电凝，以预防视网膜脱离。应尽一切可能保留那些最严重破裂的眼球，绝大多数病例应做初期缝合而不是摘除眼球。

以往文献报告中的间接性巩膜破裂病例，大多数视力结果都很差。尤其是在受伤后未能及时诊断和作初期修复，如在伤后1周左右，受伤眼无光感，疼痛和炎症很明显，往往导致初期摘除眼球的决定。但报告在50例保留眼球的病人中未发现交感性眼炎的发生。伤口长度小于9mm，缝合后行玻璃体切除术，视力预后相对较好。因此，对巩膜破裂后无光感眼球的摘除处理应该保守一些。即使视力结果不好，保留一个无视力，外观尚能够接受的眼球可能也比安装义眼要好些。如果在数周或者数月后，这一无视力的眼球在外观上也难以接受，而且有疼痛，保守方法无效，可以考虑做二期眼球摘除术。

术后应注意观察，检测视力、眼压、眼部情况变化，术后及时行眼部B超检查，指导进一步治疗。

（刘敬花　秦　毅）

外伤性青光眼

【概述】

外伤性青光眼是与外伤因素有关的继发性青光眼,可由多种因素导致,机械性眼外伤和非机械性眼外伤均可引起。大部分致病因素是机械性眼外伤,包括闭合性和开放性眼外伤。眼压升高可以发生在受伤后早期,也可以发生在受伤后数年之久。如果治疗不及时有效,可严重损害患者的视功能,甚至失明。发病机制包括房水分泌增加,房水循环受阻(瞳孔阻滞、房角或小梁网损伤)等。外伤性青光眼的主要类型包括眼内出血引起的青光眼、房角后退引起的青光眼和晶状体病变引起的青光眼。

一、前房积血引起的青光眼

眼部钝挫伤或穿通伤均可导致前房积血(hyphema),出血大部分来自虹膜血管的渗透性增加或虹膜动脉的大、小环,即睫状体血管破裂,也可以由于睫状体或脉络膜出血引起。少量出血一般会逐渐吸收,但大量的前房积血就明显增加了眼压升高的概率。主要原因包括:较长时间未能吸收的血凝块直接阻塞了房角;血凝块机化引起周边虹膜前粘连及房角粘连性关闭;引起前房积血的外伤因素同时引起房角及小梁网的损伤。

【临床表现】

有明确的眼外伤史,主要症状是眼胀、眼痛伴视力下降。眼压严重升高还可以伴随恶心、呕吐。眼部查体患眼视力常常低于 0.1,甚至仅有眼前手动的视力,眼压多呈中等以上程度升高,较正常值升高 10mmHg 以上。

裂隙灯检查前房内可以见到积血的液平面,积血量大时,可达到瞳孔缘甚至遮挡瞳孔区。前房可同时有弥散的血细胞浮游。可有其他合并的眼部结构损伤表现:如外伤性瞳孔散大、虹膜根部离断、晶状体脱位等。眼压升高严重患者可同时合并角膜明显水肿,当角膜内皮细胞受到损伤,积血的分解产物可经内皮层侵入并沉积于角膜基质层内,发生角膜血染(图6-1)。前房积血早期往往不能探查视网膜情况,如果眼压持续升高,晚期可合并视神经萎缩。

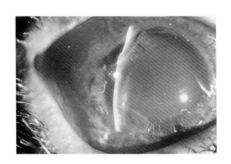

图6-1　角膜血染图

【诊断】

根据明确的眼外伤史及上述症状和体征,本病不难诊断。

【鉴别诊断】

前房积血继发青光眼的原因除了外伤因素外,需除外虹膜新生血管性青光眼,这类患者往往有明确的视网膜血管疾病病史或全身系统性疾病,眼部查体可见虹膜新生血管(+),瞳孔色素缘外翻。

【治疗】

早期的治疗原则首先是止血和防止再次出血,口服止血药物的同时,患者需尽量减少活动,必要时双眼包扎。如反复出血前房内血凝块不易吸收时,可将小量粉末状血凝酶(200~300U),置于下穹窿处结膜囊内,促进前房积血吸收。

同时必须积极地降眼压治疗,除了局部使用降眼压眼药水,常需要联合全身用药,口服碳酸酐酶抑制剂类药物和高渗剂,有的眼压升高严重的患者还需要静脉滴注甘露醇。

药物保守治疗之外,要密切观察降眼压的效果,如眼压持续升高或有角膜血染的迹象,则需要行前房穿刺冲洗,尽可能清除前房内血凝块及血细胞,冲洗一般采取角膜缘切口,如血凝块收缩与周围组织有粘连时,冲洗需小心保护角膜内皮及晶状体,必要时可使用黏弹剂如透明质酸钠,有时也需要在前房持续灌注的同时进行抽吸。

积血量大时则需要反复进行前房冲洗直至眼压降至正常,如外伤没有同时合并其他眼部结构损伤,上述治疗方法对前房积血继发青光眼往往有效。

二、血影细胞性青光眼

眼部外伤引起眼内出血,多见于较大量眼内出血,经过数周之后,红细胞失去了原有的双凹盘形结构,变形为含有海因小体(Heinz body)的球形,成为血影细胞(ghost cell),阻塞了小梁网,引起眼压升高,称为血影细胞性青光眼(ghost cell glaucoma)。多发生于玻璃体积血同时玻璃体前界膜破坏后,红细胞移行入前房后引起继发青光眼。

【临床表现】

有明确的眼部外伤史,闭合性眼部外伤或开放性眼部外伤均可引起,其他原因如内眼手术特别是玻璃体切除手术后也可以引起。眼压升高之前可有前房积血或玻璃体积血病史。测量眼压呈不同程度的升高,血影细胞数量越多,眼压升高越明显。裂隙灯检查眼压严重升高时可见角膜水肿,有些开放性眼外伤患者可见到角膜缝线。前房内可见房水内含有多量棕色、黄褐色的细小颗粒,随着房水循环浮游明显。房角镜检查可以发现房角开放,有明显的黄褐色细胞覆盖于小梁表面。合并玻璃体积血混浊时,裂隙灯下有时可以观察到晶状体后囊有明显的混浊玻璃体,前玻璃体呈黄白色或暗红色混浊。眼底检查往往不能观察到视网膜情况。

【诊断】

眼部外伤引起玻璃体积血后数周,眼压明显升高,同时裂隙灯检查发现前房内有细小棕色、黄褐色颗粒浮游时,应高度怀疑血影细胞性青光眼。确诊的依据为活体房水或玻璃体液细胞学检查,直接抽取新鲜标本,在相差显微镜下观察,可发现大量具有特征性 Heinz 小体在红细胞中。

【鉴别诊断】

1. 葡萄膜炎继发青光眼　葡萄膜炎继发青光眼患者裂隙灯检查往往可以看到角膜后炎性 KP(+),前房内的浮游细胞是不含明显色素的炎性细胞,房水内因蛋白含量高,其混浊的程度和性质与血影细胞性青光眼也不同。同时,没有明显的眼外伤或内眼手术病史,合并葡萄膜炎的其他眼部体征,如房水闪辉(+)、瞳孔后粘连等也可区分。

2. 新生血管性青光眼　新生血管性青光眼患者如合并玻璃体积血和眼压明显升高时容易和此病混淆。不同的是血影细胞性青光眼没有虹膜和房角的新生血管,瞳孔缘没有色素外翻。而新生血管性青光眼房水或玻璃体液检查不能发现血影细胞。

3. 溶血性青光眼　眼部外伤或内眼手术后发生玻璃体积血引起继发青光眼的原因除了血影细胞性青光眼,还有一类不多见的原因是聚积在玻璃体内的红细胞溶解、变性,其碎屑或含铁血黄素被巨噬细胞吞噬,阻塞了小梁网,引起继发性青光眼。裂隙灯下检查可发现房水循环中有红色的细胞颗粒,房角镜下检查可见小梁网表面有棕红色色素覆盖。房水检查看到的不是血影细胞,而是破碎的红细胞和吞噬了血红蛋白的金棕色的巨噬细胞。

4. 含铁血黄素性青光眼(hemosiderosis glaucoma)　是临床上很少见的一类继发性青光眼,可以由眼外伤或其他原因导致的玻璃体积血引起。主要原因是变性的红细胞内血红蛋白被小梁网内皮细胞吞噬,血红蛋白中铁离子释放,沉积于小梁网,房水循环的阻力增加,引起眼压升高。与铁锈症有相似之处,但不同的是,含铁血黄素来自变形的红细胞内的血红蛋白,而非眼内异物。此病的确诊需组织病理学检查发现小梁网铁染色阳性。

【治疗】

根据眼压升高的严重程度决定药物保守治疗或是手术治疗,如果降眼压药物治疗有效,阻塞小梁网的血影细胞会随着房水循环逐渐被清除,眼压可逐步下降。

但如果药物治疗后眼压仍持续大于30mmHg,可行前房穿刺冲洗,同时可以取前房水做诊断性细胞学检查。

如玻璃体积血量较大,单纯行前房穿刺冲洗不能避免玻璃体腔的红细胞再次进入前房引起眼压升高,则不提倡反复进行前房穿刺冲洗,必要时需要行玻璃体切除手术彻底清除玻璃体腔积血。

如果患者虽然采取了上述方法,眼压仍不能得到控制,存在视神经损伤危险,则需采取滤过手术或睫状体光凝手术减少房水分泌。

三、房角后退性青光眼

房角后退性青光眼(angle-recession glaucoma)是发生于眼部外伤尤其是眼部钝挫伤后的慢性、继发性青光眼,可发生于受伤后数月甚至数年之久。眼部挫伤后睫状体的环形肌和纵行肌之间发生撕裂称为房角后退,引起继发青光眼的原因早期和小梁网的直接损伤引起水肿及渗透性降低有关,晚期眼压高的原因和挫伤后小梁网组织增生或退行性变性引起小梁网及Schlemm管阻塞有关。同时,分离的睫状体纵行肌和环形肌形成瘢痕,纤维增生膜覆盖在小梁网表面,与角膜后弹力层相连续,引起房水回流受阻,导致眼压升高。

房角后退在眼部钝挫伤中并不少见,合并有前房积血的眼部钝挫伤患者中可有71%~100%的患者发生房角后退。而房角后退患者中引起继发青光眼的患者仅占7%~9%,引起眼压升高的概率和房角后退的范围有直接关系,房角后退超过180°~240°的患者发生继发性青光眼的可能性增加。

【临床表现】

有明确的眼部外伤史特别是眼部钝挫伤病史,眼部症状可随眼压升高的程度不同而不同。眼压明显升高,患者眼痛、眼胀和视力下降则明显。

裂隙灯检查时患眼的前房深度可正常或较对侧正常眼加深,常伴随眼部其他结构损伤的表现,如:前房积血、晶状体脱位,虹膜根部离断、角膜损伤,外伤性虹膜缺损、外伤性瞳孔散大等。

房角镜检查可以发现睫状体带不规则变宽,根据房角后退的程度不等,可以分为Ⅰ°房角后退:浅层撕裂,虹膜末卷与睫状体带撕裂,睫状体表面葡萄膜小梁撕裂,睫状体带于巩膜突裸露;Ⅱ°房角后退:中度撕裂,睫状肌撕裂,房角深而宽,睫状体带增宽为正常的 1~3 倍,后退范围常超过 180°;Ⅲ°房角后退:重度撕裂,睫状肌撕裂加深内有深裂隙,其尖端不能窥见,前房明显加宽。房角后退可同时合并睫状体离断,即睫状肌整体从巩膜突分离,见第七章第二节睫状体和脉络膜外伤。

【诊断】

根据明确的眼部外伤病史,结合眼压测量、裂隙灯和房角镜检查,此病不难诊断。当合并前房积血、晶状体脱位等原因房角镜检查困难时,可借助超声生物显微镜(UBM)检查,可以辅助诊断房角后退的范围。值得注意的是,眼部外伤后,当眼部其他损伤不明显,或眼部出血吸收炎症消退时,如眼压仍明显高于正常,要警惕此病。

【鉴别诊断】

1. 原发性开角型青光眼　原发性开角型青光眼为双眼发病,且没有外伤史,虽然前房深,房角检查为宽角,但睫状体带没有明显增宽和睫状肌撕裂等表现。

2. 其他开角型继发青光眼　眼部外伤后上述血影细胞性、溶血性青光眼虽然都有外伤史,但房角镜下检查和房角后退性青光眼有明显不同,睫状体带没有增宽。同时,房水的细胞学检查也可鉴别。

【治疗】

早期的治疗原则和原发性开角型青光眼相似,眼部用药包括 β 受体阻滞剂、α_2 受体激动剂,但不主张使用缩瞳剂,因为缩瞳剂有减少葡萄膜巩膜外流的作用。同时受伤早期,也尽量不使用前列腺素类药物降眼压,以免加重炎症反应。眼压升高严重时,需要全身联合用药,和上述其他类型继发性青光眼一样,包括口服碳酸酐酶抑制剂和高渗剂。

因为房角后退继发青光眼往往合并眼部其他损伤,如前房积血、晶状体脱位等,眼压升高的原因有时是多因素造成的,解除了其他引起眼压升高的病因后,如果保守药物治疗降眼压效果仍不明显,则考虑手术治疗。

手术方法包括滤过手术和睫状体光凝类手术(见第十八章眼内镜的应用)。

四、晶状体脱位继发青光眼

晶状体悬韧带的松弛或断裂可以引起晶状体位置发生异常,超过约 25% 悬韧带断裂可以引起晶状体脱位(dislocated lens)。引起晶状体脱位的原因多见于眼部机械性外伤,其他原因如遗传性、自发性等也可以引起晶状体脱位。同时临床上也不乏有些病例是患者存在自身异常,如 Marfan 综合征或高度近视患者,受到外力的诱发因素后,发生明显晶状体脱位,引起继发性青光眼。

晶状体脱位继发青光眼的发病机制比较复杂,根据其脱位的程度和位置包括以下几方面因素:引起房水分泌过多的因素是脱位的晶状体刺激睫状体,引起房水分泌过多。引起房水循环受阻的因素有:晶状体全脱位于前房时,直接嵌顿于瞳孔区引起瞳孔阻滞;晶状体不全脱位时,晶状体与虹膜的相对位置发生变化,也可引起瞳孔阻滞,同时晶状体虹膜隔前移位,前房明显变浅,周边虹膜前粘连,可引起房角贴附性关闭甚至粘连性关闭。临床上和原发性闭角型青光眼较容易混淆。晶状体不全脱位时,如发生玻璃体外溢,瞳孔区玻璃体疝可以同时引起瞳孔阻滞;晶状体全脱位于玻璃体腔时,玻璃体则会明显前移至前房,瞳孔区玻璃体疝也可以同时引起瞳孔阻滞。除了上述因素之外,外伤性晶状体脱位继发青光眼还不可忽视的重要因素是外伤合并的房角损伤和炎性因素。

【临床表现】

根据晶状体脱位的程度和脱位后的位置不同,有以下不同的临床表现。

1. **晶状体半脱位** 临床上最多见的晶状体脱位类型。可以有急性的视力下降,也可以随着外伤后晶状体脱位的程度和晶状体混浊程度逐渐加重而发生进行性视力下降。眼压升高的程度不等,引起瞳孔阻滞时一般都急性升高,也可慢性升高。裂隙灯检查时可见前房明显变浅,如前房普遍变浅可见晶状体虹膜隔前移,周边前房明显变浅,前房也可呈深浅不一(如晶状体向下方脱位,上方前房深度较下方前房明显深),双眼比较时,双侧眼前房深度不等。脱位明显时,可以看到晶状体虹膜震颤,有时瞳孔区可以看到晶状体赤道部及赤道部附着的已发生断裂的悬韧带。如发生玻璃体外溢,瞳孔区可见玻璃体疝,常常含有色素颗粒。

2. **晶状体全脱位于前房** 是临床上最容易发生继发青光眼的晶状体脱位类型。患者往往因眼压骤然升高而眼部剧痛,明显的急性视力下降。眼部刺激症状明显,裂隙灯检查可见睫状充血或混合充血。由于整个晶状体完整脱位至前房后,前房会明显加深,脱位的晶状体往往和角膜内皮紧贴,角膜内皮的直接损伤和眼压升高的共同因素可引起角膜严重水肿甚至角膜内皮失代偿。

3. **晶状体全脱位入玻璃体腔** 主要症状是患者因类似无晶状体眼的高度远视状态引起的视力下降。裂隙灯下检查瞳孔区无晶状体,前房呈正常或加深,但此时仍应警惕外伤合并眼部其他结构损伤的前房深度变化(见第二章第二节睫状体和脉络膜外伤),可有虹膜震颤,仔细观察可见漂浮入前房的玻璃体疝。少数患者可以发生晶状体蛋白分解,引起葡萄膜炎反应,巨噬细胞或大分子晶状体蛋白阻塞房角,发生晶状体溶解性青光眼。眼底检查可见脱位的晶状体漂浮于玻璃体腔或位于视网膜表面,体位的变化可以引起脱位晶状体的位置发生变化,视网膜存在受到撞击后损伤的风险。

【诊断】

机械性眼部外伤尤其是眼部钝挫伤的患者都应该警惕晶状体脱位的可能,明显的晶状体脱位根据其病史和症状,结合上述典型的阳性体征,诊断不困难。但晶状体脱位范围不明显时,临床诊断需注意双眼对比检查,同时,结合 UBM 检查有助于判断晶状体脱位的程度和范围。

【鉴别诊断】

1. 原发性闭角型青光眼 原发性闭角型青光眼患者存在双眼前房变浅、前房角变窄的解剖特征,急性起病时一般不合并外伤史,裂隙灯检查没有明显的晶状体虹膜震颤、前房深浅不一等特点。但也有一部分患者,临床上以闭角型青光眼的症状就诊,但眼部合并不同程度晶状体自发脱位的情况,其引起眼压升高的机制和外伤晶状体脱位继发青光眼相似,但是诱因不同。

2. 睫状体脉络膜脱离 眼部外伤、炎症或原发性视网膜脱离等因素,都可以同时引起睫状体或脉络膜脱离,与晶状体脱位临床表现相似之处是裂隙灯检查也可以看到明显的晶状体虹膜震颤,不同之处是眼压一般正常或偏低,前房可偏浅、正常或加深。眼底检查可见明显的视网膜下脉络膜棕色隆起,以周边脉络膜脱离明显。眼部 B 超和 UBM 检查有助于诊断。

【治疗】

晶状体脱位继发青光眼的治疗原则,应根据具体不同情况做不同处理,其方案的选择需结合多因素考虑,如:晶状体脱离的范围、脱离后的位置、晶状体混浊的程度、眼压升高的程度、是否存在房角及其他眼部组织的损伤、房角关闭的程度和范围、患者自身的解剖因素等。

1. 晶状体半脱位 晶状体脱位范围较小,晶状体尚透明,引起眼压升高的因素是因瞳孔阻滞引起的患者,可选择激光周边虹膜切除术解除瞳孔阻滞,沟通前后房。如果晶状体混浊明显或脱位范围较大影响患者视力,则选择晶状体摘除手术。手术的方式主要根据晶状体脱位的范围选择超声乳化手术或晶状体玻璃体切除术,根据晶状体去除后晶状体囊膜的情况选择是囊袋内植入张力环联合人工晶状体植入还是睫状沟固定人工晶状体(传统的睫状沟固定人工晶状体的方法是缝线悬吊,目前临床也开展无缝线人工晶状体衬巩膜层间固定的方法)。手术中根据玻璃体外溢的情况联合玻璃体切除术,如虹膜前粘连严重,需同时行房角分离术。如果同时合并房角粘连性关闭或房角后退等损伤外,单纯去晶状体因素往往达不到理想降眼压的效果,需要联合睫状体光凝手术进行降眼压治疗(见第十八章眼内镜的应用)。

2. 晶状体前脱位于前房　晶状体前脱位入前房属于眼科急症,需尽快处理,原则是尽快解除瞳孔阻滞和晶状体与角膜内皮的贴附。为保障手术的安全性,手术前需用药物把眼压尽可能降低,手术最直接的方法就是直接摘除整个晶状体,术中需要保护角膜内皮,晶状体摘除后还需要尽量清除外溢至前房的玻璃体。如果急诊条件下有玻璃体手术设备,经平坦部行玻璃体切除联合晶状体玻璃体切除较为安全彻底。如急诊没有玻璃体手术条件,直接摘除晶状体或采用眼球按摩的方式使晶状体坠入玻璃体腔都可以缓解瞳孔阻滞和晶状体对角膜内皮的直接损伤,可以选择二期行玻璃体手术切除残余玻璃体及坠入玻璃体腔的晶状体,并根据病情选择是否联合人工晶状体睫状沟固定。

3. 晶状体全脱位入玻璃体腔　以往有观点认为晶状体全脱位入玻璃体腔如没有明显眼部炎症、眼压升高等不适症状,可以考虑进行观察。随着玻璃体视网膜手术的逐渐发展完善,为尽可能为患者改善视功能提供机会,同时避免远期不可预知的并发症发生,应尽可能选择经平坦部晶状体玻璃体手术联合切除。对于晶状体核硬度高的患者,有时需要联合超声粉碎手术。去除脱位晶状体,切除玻璃体后,根据视网膜的情况酌情是否联合人工晶状体睫状沟固定,如存在房角的损伤,需要联合睫状体光凝的方式进行降眼压治疗(见第十八章眼内镜的应用)。如果没有内镜设备,晶状体玻璃体切除后,也可以采取巩膜外压迫显微镜直视下睫状体光凝的方式。

五、晶状体皮质外溢继发青光眼

这类继发性青光眼多见于开放性眼外伤之后,尤其是锐器直接引起的角膜穿通伤引起晶状体前囊膜不同程度破裂,晶状体皮质膨胀导致虹膜膨隆,前房变浅,发生瞳孔阻滞,同时游离分解的晶状体皮质颗粒可进入前房阻塞小梁网。晶状体皮质亦可以诱发眼内过敏性炎症反应,引起虹膜前粘连或房角关闭。上述因素都是引起眼压不同程度升高的原因。

【临床表现】

有明确的眼部穿通伤或钝挫伤病史,患眼视力由于晶状体混浊和眼压升高的双重因素而明显下降,眼压明显升高。裂隙灯检查常可见角膜全层伤口,如角膜伤口未闭合前房浅的患者,眼压可低于正常。前房内可见疏松的白色混浊晶状体皮质浮游,可以与角膜内皮相贴,也可沉于下方前房,形成假性前房积脓。晶状体皮质膨胀明显患者,可见明显虹膜膨隆,前房变浅。如合并明显的葡萄膜炎反应,前房内则有明显的炎症反应。因晶状体混浊明显,检眼镜下检查往往看不到玻璃体和视网膜的情况,需要眼部 B 超辅助检查眼后节的情况。眼部穿通伤的患者,此时应高度警惕球内异物的可能,应行眼眶 CT 检查进行排除。

【诊断】

结合典型的眼部外伤病史,眼压升高及晶状体皮质混浊外溢的体征,可以明确诊断。

【鉴别诊断】

1. 感染性眼内炎 开放性眼外伤后,前房内出现白色混浊物甚至下方前房积脓时,需鉴别前房内混浊物质是炎性渗出还是混浊的晶状体皮质。眼内炎患者眼部刺激症状重,眼压可以正常、升高或偏低。合并前房积脓时瞳孔区往往会有明显的纤维素样渗出膜,前房内浮游物质和外溢晶状体皮质性状不同,可伴有瞳孔后粘连。眼部 B 超检查可见玻璃体腔有均匀一致的致密高回声,与晶状体前囊破裂同时合并后囊破裂时,B 超显示的玻璃体腔不均匀混浊不同。如晶状体后囊完整,B 超可以仅显示玻璃体腔轻度混浊。

2. 过熟期白内障晶状体蛋白相关青光眼 过熟期白内障可发生晶状体蛋白外溢,患眼视力呈慢性进行性下降，眼压升高可急性起病。没有明显的外伤史，眼部裂隙灯检查可见前房深度正常或加深，晶状体囊膜皱缩，晶状体核硬度呈Ⅳ级甚至Ⅴ级，可有核下沉。房水中有灰白色或黄褐色点状物质漂浮。与晶状体囊膜破裂皮质外溢不同。

【治疗】

主要治疗原则是积极降眼压治疗同时解除病因。如眼部外伤后晶状体仅有少量皮质外溢，眼压没有明显升高，可以密切观察，尽量不给患眼散瞳，择期行白内障摘除联合人工晶状体植入。角巩膜穿通伤的患者需首先急诊将角巩膜裂伤密闭缝合，如晶状体仅有少量皮质外溢，也可择期行白内障摘除联合人工晶状体植入。如果眼压升高明显，即使降眼压药物能将眼压控制，也应尽早摘除混浊晶状体，解除病因。同时合并晶状体后囊破裂患者，去除混浊晶状体后，为避免外溢玻璃体进入前房后再次引起眼压升高，要尽可能清理涌入前房的玻璃体，必要时行前部玻璃体切除。晶状体皮质外溢继发性青光眼患者如急诊行白内障摘除后，由于缺少眼部生物测量数值，通常需要二期行人工晶状体植入。

外伤性青光眼除了以上原因引起之外，还可见于开放性眼外伤后，眼内严重炎症反应阻碍了房水循环引起继发性青光眼；眼部穿通伤后上皮植入性囊肿，上皮细胞遮挡了小梁网引起眼压升高；眼部酸碱化学烧伤或热烧伤后导致前房反应性炎症或眼前节缺血，引发周边虹膜前粘连和小梁网的损伤，都可以引起继发青光眼。这些类型青光眼都有特殊的眼部外伤史，眼部查体临床特征明显，可以明确诊断。治疗原则同样是以降低眼压为临床目标。

总之，外伤性青光眼是临床上治疗比较棘手的一类青光眼，虽然相当一部分患者眼压只是一过性增高，或者局部药物治疗有效。当手术治疗常常需要联合方式进行降眼压治疗。近年来，越来越多的病例不再采用传统的滤过手术，而是选择通过睫状体光凝的方式减少房水分泌来降低眼压，睫状体光凝的方法以往多选择经巩膜光凝的方法,近年来,随着玻璃体手术的开展和眼内镜的逐步使用,选择眼内镜睫状突光凝的方式降眼压更为有效(见第十八章眼内镜的应用)。

(周　丹)

第七章

虹膜睫状体脉络膜外伤

第一节　虹膜外伤

【概述】

虹膜是位于眼最前部的葡萄膜组织,眼部外伤后的虹膜损伤将直接导致虹膜的功能受损,使其不能发挥眼内前房与后房、玻璃体之间的隔断作用。虹膜组织和睫状体、房角一样,在眼部钝挫伤后会因为眼球受到挤压变形后损伤,开放性眼外伤也可引起不同程度的虹膜损伤,严重可导致虹膜完全缺损。虹膜表面凹凸不平,各部分组织薄厚不一,最薄处为虹膜根部,此处特别脆弱。眼球遭受挫伤时,致伤力经房水传递,眼球中部直径扩大,以角巩膜环最显著,所以容易发生虹膜根部断离,还可致瞳孔括约肌麻痹、断裂、撕破、瞳孔变形。虹膜组织血管丰富,虹膜基质内含有大量的纤维组织。在外伤后诱发外伤性虹膜睫状体炎。

一、外伤性虹膜睫状体炎

眼球受到外力挫伤,虹膜组织被刺激后,房水内炎性介质增加,特别是前列腺素物质增加,引起相关细胞代谢作用紊乱,进一步释放出组胺类物质,继之毛细血管扩张、充血、渗透力增加。引发眼内前葡萄膜样的炎症反应。

【临床表现】

受伤后早期即出现眼部视力减退,畏光,眼痛,感觉迟钝等症状。裂隙灯下检查可见球结膜睫状充血,角膜可同时合并眼部挫伤性损伤,角膜后可有灰色点状沉降物,前房内房水闪辉阳性,有浮游细胞,炎症反应重时可同时有纤维素样渗出。前房角镜下可见前房角处,特别是小梁网的表面,有细胞颗粒、纤维素及残渣附着。如不合并眼部其他组织损伤,一般视力不会明显下降,眼底检查可正常。

【诊断】

结合近期的眼部外伤史,和上述典型虹膜睫状体炎体征,可做出诊断。

【鉴别诊断】

1. 其他非患眼挫伤因素引起的前葡萄膜炎　可以有睫状充血,角膜后 KP(+),房水闪辉阳性等相似体征,但发病因素不同,是患者自身的其他因素引起的眼部感染或非感染性前部葡萄膜炎反应,往往是双眼起病,而且眼前节的炎症反应常比外伤性虹膜睫状体炎更重。

2. 外伤性前房积血　当外伤性虹膜睫状体炎患者前房内炎性细胞为色素样细胞数量浮游时,容易和少量的外伤性前房积血混淆。外伤性前房积血患者如出血量不多,没有形成下方前房明显的液平面形成前房积血时,应仔细辨认虹膜表面是否有出血。

3. 外伤性视网膜脱离　眼部外伤引起视网膜脱离,特别是同时合并睫状体脉络膜脱离,或合并有隐匿的后巩膜裂伤时,眼前节会出现上述前葡萄膜炎反应。此时,应特别注意详细的眼部查体,必要时,需辅助眼部 B 超和 UBM 检查。

【治疗】

早期治疗以抗炎治疗为主,可局部应用皮质类固醇和非甾体类眼药水,一般不需要全身联合用药。局部可同时应用短效散瞳剂活动瞳孔,预防因炎症反应引起的瞳孔粘连。如同时合并眼压升高时,需积极地进行药物降眼压治疗。

需要提出的是,外伤性虹膜睫状体炎患者常会同时合并眼部其他组织损伤,特别是引起外伤性继发青光眼的病理改变,如房角损伤等。因此,要特别注意早期抗炎治疗时局部激素的应用,当眼部炎症好转后,局部激素应及时减量,不宜用药时间过久。临床上不乏有些眼部外伤后患者,连续应用眼部皮质类固醇类激素眼药水超过数周,引起眼压持续升高,当停用眼部皮质类固醇类激素眼药水后,眼压可逐渐恢复至正常。

二、外伤性瞳孔散大

眼部外伤后由于虹膜损伤引起的外伤性瞳孔散大主要原因是瞳孔括约肌的直接或间接性损伤,冲击力量增加时,一方面可导致穿过虹膜组织的神经受损,另一方面也引起组织的机械性撕裂。瞳孔散大可以是暂时的,也可以持续存在不可逆。

【临床表现】

可发生于眼部外伤的早期,也可发生于后期。如不同时合并眼部其他组织损伤,患眼的视力尤其是远视力可较受伤前无明显下降,但由于瞳孔光反射受损,患眼可有明显畏光的症状。同时,由于调节能力下降,患眼的近视力可明显下降。瞳孔可呈中到重度均匀散大或偏中心散大,直接及间接对光反射均迟钝甚至消失。裂隙灯检查下,有时可发现瞳孔缘不规则微小裂口或撕裂。

【诊断】

眼部外伤,特别是眼部钝挫伤时,要特别关注瞳孔的形态和直接、间接光反射情况。当发现瞳孔散大且直接和间接光反射均减弱时,注意有外伤性瞳孔散大的可能。但临床上眼部外伤引起外伤性瞳孔散大时,常常不是单一性损伤,当合并眼内炎症或其他病变时,要警惕眼部睫状肌麻痹剂使用后引起的瞳孔散大和光反射减弱。因此,首诊时就要注意检查和记录受伤眼瞳孔的形态和瞳孔光反射情况。

【鉴别诊断】

1. 外伤性视神经损伤 外伤性视神经损伤可以引起受伤眼瞳孔不同程度散大,直接光反射减弱或消失。和外伤性瞳孔散大的鉴别点是外伤性视神经损伤时致伤原因以眉弓附近的外力多见,受伤眼的视力明显下降甚至可无光感,且由于是传入神经受损,直接光反射虽然可以明显减弱,但间接光反射往往正常。当颅面部严重复合伤时,如患者由于意识障碍不能配合检查,或运动神经同时受损影响瞳孔间接光反射时,可辅助视神经管 CT 排查。

2. 动眼神经麻痹　颅脑外伤后或缺血等原因引起的动眼神经麻痹可引起瞳孔散大,瞳孔的直接和间接光反射可同时减弱或消失。不同的是动眼神经麻痹患者会同时合并眼部其他运动障碍,如上睑下垂、眼球转动障碍。而外伤性瞳孔散大患者一般不会同时引起上睑下垂和眼球运动障碍,即使同时合并眼眶壁爆裂性骨折引起肌肉嵌顿影响眼球运动,也不会同时引起眼球除外展外其他方向的运动同时受损。

【治疗】

部分轻度外伤性瞳孔散大患者不会引起患者明显不适症状,可不予处理。也有部分患者,随病程延长,可以有不同程度恢复。部分患者使用眼部缩瞳眼药水毛果芸香碱有效。

大多数中重度外伤性瞳孔散大患者瞳孔散大不可逆,药物治疗无效。如患者没有合并外伤引起的眼部其他组织损伤,远视力正常,畏光的症状往往需要配戴墨镜缓解。目前临床上也有尝试在清亮晶状体的情况下做瞳孔成型手术,但手术难度较大,需要避免手术后因晶状体混浊引起的明显视力下降。

如外伤性瞳孔散大患者同时合并白内障,白内障去除后如果预计人工晶状体可在囊袋内植入,可在白内障摘除前撕囊时,尽量缩小前囊口撕开的直径,直径不超过5mm,术后晶状体前囊膜逐渐机化混浊,也可以形成良好的遮光隔断作用。如果人工晶状体需要睫状沟植入或悬吊固定,则在植入人工晶状体后行瞳孔成型手术,瞳孔缩小至 4~5mm 并完全遮挡人工晶状体边缘为宜。

三、虹膜根部离断

外伤性虹膜根部离断(iridodialysis)是指闭合性眼部外伤时,主要是钝挫伤或爆炸伤时,眼球受压变形,角巩膜环受力扩张,瞳孔括约肌痉挛收缩,虹膜随之被拉伸向前,虹膜组织变得比原来更薄。压力通过房水传递,向后方和周边冲击,随之后部的反冲力作用于虹膜最薄的位置即虹膜根部,加上虹膜根部位置没有晶状体支撑,很容易导致虹膜根部自睫状体附着处断裂,与睫状体相连处分离。虹膜根部离断的范围和外部作用力的大小和方向有关。穿通性眼外伤时虹膜根部直接被损伤也可导致虹膜根部离断。

【临床表现】

小于一个钟点的外伤性虹膜根部离断患者,可没有明显自觉症状。检查时不易被发现,容易造成漏诊,需要在裂隙灯下仔细检查甚至是房角镜下才能看见。小于三个钟点(1/4象限)的虹膜根部离断,裂隙灯检查时采用斜照法即可看到虹膜周边部新月形黑色裂隙。 通过此裂隙有时可看到睫状突或晶状体悬韧带,甚至可以有玻璃体疝。因虹膜根部血管较大,如离断后伴随血管破裂合并前房积血,可能需在前房积血吸收后,方可发现虹膜根部离断。离断侧的瞳孔缘变直,故瞳孔呈"D"形(图7-1)。虹膜根部离断超过1/4象限时瞳孔会明显变形,产生视觉混乱,出现单眼复视症状。通过离断的黑色裂隙,用检眼镜检查,可看到眼底情况。如虹膜根部和睫状体连接处全部360°圆周全部分离,则称为外伤性无虹膜(详见下文)。

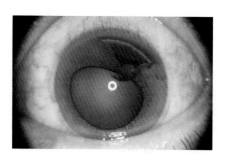

图 7-1　外伤形虹膜根部离断图
显示 11 点 ~2 点位置虹膜根部离断,离断区可见晶状体赤道部

【诊断】

通过外伤史和上述典型体征,虹膜根部离断诊断并不困难,值得注意是,外伤性虹膜根部离断常常并非独立存在,当合并其他明显的眼部外伤后损伤如前房积血,外伤性白内障,玻璃体积血时,要同时注意虹膜根部离断的可能。特别是眼部外伤因其他组织损伤需要手术治疗时,要警惕外伤后,虹膜根部更加脆弱易损,有隐匿的根部离断范围扩大的可能。

【鉴别诊断】

1. 周边虹膜切除术后　周边虹膜切除术后的患者有内眼手术史,既往病史可以有急性闭角型青光眼等。周边虹膜一般呈三角形宽基底缺损,并非新月形缺损一般大约一个钟点范围,瞳孔形态多为正常。

2. 外伤性虹膜缺损　外伤性虹膜根部离断患者可同时合并不同程度的虹膜缺损,检查时需仔细分辨。同时合并外伤性虹膜缺损的患者,如行虹膜根部离断手术治疗,会增加手术难度。

【治疗】

小范围的虹膜根部离断,尤其是上方的虹膜根部离断能被眼睑遮挡,可以仅做观察,不需特殊治疗,即使断离范围略大,如患者未出现双瞳或单眼复视,晶状体无明显混浊,也无其他不适反应,可观察治疗。

如虹膜根部断离范围 >1/4 象限,且患者伴有明显的畏光、双瞳、单眼复视及影响外观等症状,或患者同时合并眼部外伤引起的其他组织结构损伤,如外伤性白内障,玻璃体积血、视网膜脱离等,需要联合手术治疗,可行虹膜根部复位手术治疗。手术方式包括虹膜间断缝合法、双直针直接缝合法、单针连续褥式缝合法等。

如患眼受伤后观察时间过久(大于 1 个月),受损的虹膜组织将失去弹性,并与晶状体、虹膜或角膜发生粘连,给手术增加难度并影响手术预后,使虹膜不易复位。

四、外伤性虹膜缺损及外伤性无虹膜

眼部外伤尤其是开放性眼外伤时,虹膜直接受损可以导致虹膜萎缩、缺损。角巩膜穿通伤时,虹膜组织易通过全层伤口脱出,当虹膜脱出时间较长,或由于脱出虹膜组织表面污秽使虹膜组织无法还纳者,不得不予以剪除,致使虹膜缺损。粘连性角膜白斑、虹膜囊肿或伴有虹膜基质萎缩的虹膜后粘连患者,手术治疗后也可造成不同程度的虹膜缺损。

如虹膜根部和睫状体连接处 360° 圆周全部分离则称为外伤性无虹膜。可见于伴有眼球破裂的严重挫伤,也可见于穿通伤。

【临床表现】

轻度的外伤性虹膜缺损一般无明显临床症状,随着外伤性虹膜缺损的范围扩大,患眼可有不同程度的畏光。外伤性无虹膜患者早期往往合并前房积血,视力严重下降,没有明显的畏光症状。当前房积血吸收后,一旦屈光间质变清澈,眼底将呈红色反光,少量虹膜可仍附着在睫状体处,可有严重畏光症状。严重的外伤性虹膜缺损及外伤性无虹膜患者常因同时合并不同程度的房角损伤而引起继发青光眼。

【诊断】

有明确的眼部外伤史,当检查发现瞳孔形态明显不规则时,需区分虹膜损伤的类型。当发现明显的虹膜组织缺损或完全缺失时,不难诊断。

【鉴别诊断】

1. 先天性虹膜缺损及先天性无虹膜　先天性虹膜缺损患者多合并先天性脉络膜缺损,虹膜缺损的位置多为下方虹膜处,瞳孔呈尖端向下梨形,可双眼对称。先天性无虹膜是一类少见的先天异常,裂隙灯检查时整个角膜范围内均看不见虹膜,或仅在前房角处见到少许残留细窄的虹膜组织。这类先天性虹膜异常的患者没有明显的外伤史,常伴有眼球震颤。

2. 外伤性虹膜根部离断　外伤性虹膜缺损患者可同时合并不同程度的外伤性虹膜根部离断,检查时需仔细分辨。选择外伤性虹膜缺损的手术方式时,要考虑到是否同时存在虹膜根部离断。

【治疗】

轻度的外伤性虹膜缺损如没有明显的畏光症状,可不予处理。如虹膜缺损范围大,引起明显的畏光症状,配戴墨镜或有色的角膜接触镜可以一定程度上缓解畏光的症状。如因合并外伤性白内障需要联合手术治疗,虹膜缺损无法完全遮挡人工晶状体边缘时,可考虑手术治疗行瞳孔成形术。

外伤性虹膜缺损严重或外伤性无虹膜患者,因无法做瞳孔成形手术,也可选择植入虹膜型人工晶状体或人工虹膜隔改善患者畏光、单眼复视和眩光的症状。

五、外伤植入性虹膜囊肿

外伤植入性虹膜囊肿主要见于角膜或角膜缘穿通伤或内眼手术后前房恢复延缓者,结膜或角膜的上皮细胞沿着对合不良的伤口或嵌顿在伤口处的组织伸延进入前房,在虹膜处增生形成囊肿;另外,睫毛等异物因外伤或手术时被带入前房,睫毛毛囊根部的上皮细胞植入虹膜内,也可以逐渐增生形成囊肿。

【临床表现】

早期虹膜囊肿一般无任何症状,可以稳定而不发展,多数在眼部检查时发现,部分患者后期虹膜囊肿缓慢增大,逐渐遮挡瞳孔影响视力,或因眼压升高引起眼球胀痛时就诊后才明确诊断。虹膜囊肿的发展有三个阶段:①无症状期:患者可无任何症状或视力减退;②刺激期:有虹膜炎的表现和症状;③青光眼期:出现眼压上升,视力减退,严重者甚至可因绝对期青光眼而摘除眼球。

裂隙灯下检查可见虹膜实质的周边部有囊样肿物。当其前壁向前延伸时,常与角膜后壁相贴,引起前房变浅或无前房,角膜内皮功能受损后可导致角膜不同程度混浊。如果虹膜囊肿的囊腔向后房伸展,则在瞳孔区可见到虹膜后有一色素性隆起肿物,易被误诊为黑色素瘤。囊肿大小不一,偶见巨大虹膜囊肿,波及睫状体或角巩膜处,引起眼压升高,也可形成角巩膜葡萄肿。

UBM 检查可见病变区囊肿内部为无回声区,边界清晰,常呈圆形或椭圆形。病变外围则是与虹膜回声强度基本相同的中高回声区,部分病例内部有条状中高回声将其分割,多呈"蜂窝"样结构。病变与虹膜紧密相连,部分为虹膜组织层间分离,外壁薄。UBM检查还可观察记录囊肿的大小和囊腔内部的变化。

【诊断】

结合眼部穿通伤或内眼手术病史,典型的虹膜囊肿的诊断并不困难。如患者自述病史不明确,应用裂隙灯反复检查角膜、角巩膜缘有无伤口瘢痕,前房及虹膜的情况,了解肿物的大小、数量、位置、透明度和色素的分布,观察囊肿与角膜、前房、房角、虹膜、前房深度的关系。可辅助UBM及B超检查协助诊断。

【鉴别诊断】

1. 原发性虹膜囊肿　原发性虹膜囊肿多见于年轻人或中年人,女性较多。患者没有眼部外伤或内眼手术病史,眼部检查角膜或角巩膜缘也无明显的伤口瘢痕,囊肿可为单个或多个。好发于颞侧(约占85%),其次为鼻侧、上、下方较少见。虹膜囊肿为半圆或椭圆形、半透明的隆起,若为色素性者透明度较差。位于虹膜间或虹膜后面的较小的囊肿有时不易被发现。

2. 虹膜黑色素瘤　如果外伤性虹膜囊肿突向虹膜后或色素较多,要排除虹膜黑色素瘤的可能。可用裂隙灯作角巩膜透照法,检查肿物表面有无色素上皮缺失,能否透光。并可借助UBM及B超检查,排除黑色素瘤或其他实体性肿物。

3. 寄生虫性虹膜囊肿　是囊尾蚴病在眼部的一种表现,虹膜比脉络膜较少发生囊尾蚴病。虹膜患病处外观像豌豆大小,有一蓝白色混浊中心,常可见到蠕动,即为虫的头部。囊肿可发生严重的虹膜睫状体炎症反应甚至引起患眼失明。

【治疗】

较小而无症状的外伤性虹膜囊肿,可采取密切观察的方法。缓慢增长的虹膜囊肿,可选择激光治疗的方法,Nd：YAG激光治疗上皮植入性虹膜囊肿主要利用其光裂效应,使囊壁穿破、破坏而达到治疗目的。激光治疗时,务必将能量控制在产生治疗效果的最低水平,以避免角膜内皮和晶状体的损伤。激光治疗后,虹膜囊肿可由于其上皮细胞不能被彻底破坏而复发。

当外伤性虹膜囊肿直径超过 5mm 以上、经多次激光治疗后复发的虹膜囊肿、虹膜囊肿伴有眼压升高、继发青光眼者,虹膜囊肿与角膜内皮相贴、浅前房者,可行手术治疗:行虹膜囊肿切除术,现在不采用传统的连同虹膜一起切除的囊肿切除方法,避免了术后因虹膜大面积缺损畏光而影响视力。如虹膜囊肿波及巩膜时,使巩膜组织变得极薄,容易破溃。在剥离囊肿后,需联合进行异体巩膜修复术。部分患者因虹膜囊肿与角膜内皮贴附时间过久,引起角膜内皮失代偿,即使手术切除虹膜囊肿后,角膜混浊仍无法恢复,术后必要时可行角膜移植手术。

眼部外伤引起的虹膜损伤除了上述情况外,还有瞳孔括约肌的撕裂伤,可仅累及虹膜基质层或虹膜全层,引起受损部位瞳孔缘形态不规则,当撕裂范围较小时,不会引起畏光等症状,无需治疗。撕裂范围大如引起明显瞳孔散大,可影响瞳孔光反射,必要时可行手术修复瞳孔。锐器伤特别是眼内异物伤时,会引起虹膜局部的全层缺损,与手术或激光治疗局部切除虹膜类似,一般无须特殊处理,但临床上发现此体征要警惕眼内异物的可能。眼部穿通伤后虹膜组织与角膜伤口引起永久性粘连,引起瞳孔变形、角膜粘连白斑。眼部钝挫伤或开放性外伤后,还可以引起瞳孔一过性痉挛性缩小,临床上不多见,其原因和外伤后刺激了分布于瞳孔区的副交感神经纤维有关,一般不需要特殊治疗。

(周　丹)

第二节　睫状体和脉络膜外伤

【概述】

睫状体和脉络膜是眼球内位于虹膜之后的葡萄膜组织,两者紧密相连,对维持眼球的生理作用各自发挥不同的功能。睫状体的正常功能对受伤眼能远期维持健康状态有很重要的作用,睫状体功能损伤往往会导致长期低眼压。脉络膜血管组织丰富,其损伤多伴随出血和视力下降。

一、睫状体分离

睫状体分离(cyclodialysis)是指眼部外伤后,特别是眼部钝挫伤时,可因睫状体纵行肌附着在巩膜突上的肌腱断裂,因而睫状体与巩膜突相分离,睫状体上腔直接与前房相通,形成房水引流旁路,导致持续性低眼压。

【临床表现】

睫状体分离后,可导致全周睫状体上腔渗漏,即睫状体脱离,此时由于晶状体悬韧带松弛,引起晶状体状凸度增加和位置前移,因而引起近视或使原有的近视增加,同时调节功能亦随之减弱,患者可以有明显的远视力下降主诉。患眼眼压多低于 10mmHg 或较对侧健眼明显降低,严重者可低至 5mmHg。裂隙灯检查可见严重低眼压患者角膜内皮皱褶,由于房水异常引流和晶状体位置前移,患眼前房变浅。尤其是和对侧健眼比较,双眼前房深度不等。由于眼压降低,葡萄膜血管通透性增加,房水蛋白含量增高,裂隙灯检查房水闪光可呈阳性。多数患者同时出现瞳孔不圆,尖角形成,尖端多朝向睫状体离断相应的时钟方位。长时间低眼压可致晶状体正常代谢障碍,出现晶状体不均匀混浊。还可同时存在前房积血、瞳孔括约肌撕裂、虹膜根部离断、外伤性白内障、晶状体半脱位、玻璃体积血等病变。

眼底检查可见视网膜有低眼压的继发性改变:视盘充血、水肿,视网膜静脉血管扩张,后极部视网膜水肿,黄斑区放射状皱褶形成,中心反光消失,有时周边部可见脉络膜浅脱离。同时也可出现眼球受到挫伤之后的脉络膜视网膜病变,视网膜产生渗出、水肿及出血,吸收后遗留一些色素痕迹,时间久后造成中心视力减退。

前房角镜下可见睫状体从巩膜突处分离,露出瓷白色的巩膜内面。有时伴有色素沉着斑,脱离的睫状体与巩膜之间形成"V"形裂隙,光切线中断,呈 I°房角后退,巩膜突裸露游离,睫状体表面常有轻重不等之劈裂,宽度增加,表面呈灰褐色。

当患者屈光间质混浊或因其他原因影响房角镜检查时,可以采用 UBM 检查睫状体离断的位置。UBM 的特征性表现是:睫状体均为 360° 全周浆液性脱离(无回声区),而非某一象限的脱离。而睫状体离断的区域是虹膜、睫状体与巩膜附着点完全断离,致使前房与睫状体上腔之间形成完全沟通的通道,使房水直接进入睫状体上腔引起睫状体脱离。睫状突位置前移、前旋,睫状体平坦部向玻璃体中轴部移动,晶状体位置前移,前房变浅。部分患者可见睫状体平坦部呈层间分离。

【诊断】

根据眼部外伤史,结合低眼压浅前房的两大重要临床体征,要警惕睫状体离断的可能。可借助房角镜和 UBM 进行明确诊断。

【鉴别诊断】

1. 外伤后不合并睫状体离断的睫状体脱离　可同样有眼部外伤史,及低眼压和前房变浅。当眼球受到不同种类的眼外刺激之后,眼内血管功能失调,外力可直接导致睫状体水肿,发生循环障碍,使房水分泌功能低下。低眼压状态下,睫状体脉络膜血管扩张,可以直接引起渗出性睫状体脉络膜脱离。也可因为组织血管破裂出血引起睫状体和脉络膜上腔血性脱离。没有睫状体离断口的睫状体脱离经保守治疗后可以有明显好转,且房角镜和 UBM 检查时也不能发现明确的睫状体离断口。

2. 房角后退　眼球受到钝挫伤的一瞬间瞳孔发生阻滞、周边巩膜扩张,滞留在前房内的房水向周边无晶状体支撑的无虹膜区冲撞而导致前房角后退、继发性青光眼。房角镜检查睫状体带增宽,UBM 显示房角呈钝角。而不是存在明确的睫状体离断口。

3. 外伤性晶状体脱位　外伤性晶状体脱位可以因晶状体虹膜隔前移引起前房明显变浅,同时患眼远视力下降,近视增加。受伤早期由于睫状体分泌房水的量下降,可以眼压偏低。鉴别的要点也是要通过房角镜或 UBM 检查排查睫状体和巩膜突附着处是否有确切的离断口。

【治疗】

对于 1~2 钟点范围内的睫状体离断,可用 1% 阿托品眼膏散瞳,以利于房角周边部的愈合,部分患者的睫状体离断可以恢复,不需要其他特殊治疗。早期如前房有明显炎症反应时,可局部联合应该皮质类固醇激素眼药水,但当炎症反应明显好转时,不主张持续使用激素类眼药。

对于持续性低眼压,经药物治疗无效者,则需要手术治疗。手术方法是切开巩膜直视下缝合脱离的睫状体,可采用间断缝合,也可采取连续缝合方法。当睫状体离断范围大于 180° 时,则考虑分次手术。如睫状体离断联合外伤性白内障,玻璃体积血等病变需要联合手术时,需先行睫状体复位术,白内障或玻璃体手术可一期联合睫状体复位术同时进行,也可二期待睫状体离断愈合后再行手术。

睫状体复位术后,大多数患者早期就会眼压明显升高且高于正常值,通常是一过性升高,需积极地降眼压治疗,一般数日后,眼压可恢复至正常。但也有少数患者,眼部外伤后合并虹膜粘连或房角损伤,睫状体复位术后出现持续性眼压升高,必要时还需要行抗青光眼手术。

也有文献报道用激光对睫状体离断进行治疗并取得成功。对于睫状体离断范围不大、房角结构能观察清楚、裂隙小的患者可以尝试采取激光治疗。高能量激光击射巩膜内面,巩膜受热肿胀后收缩,吸收光能量后,局部温度升高,蛋白变性、凝固、汽化、碳化凝固导致睫状体脱离裂隙变窄,达到治疗眼科疾病的目的。此外,激光可使葡萄膜组织出现无菌性炎症反应,产生的大量纤维性渗出物与受热膨胀的巩膜粘连而使裂隙封闭。光凝后形成的虹膜睫状体炎症反应使前房内前列腺素、房水蛋白的增加,造成房水进入脉络膜上腔的通道障碍,有利于睫状体裂隙的粘连复位。

二、睫状体脉络膜脱离

眼部外伤后另外一种引起低眼压的原因就是睫状体

脉络膜脱离,曾认为脉络膜上腔的液体是来源于房水,是因为房水的异常通路引发的睫状体脉络膜脱离。后经电镜下蛋白学检测发现脉络膜上腔的液体是脉络膜血管内液体通过血管内皮细胞外渗所致。低眼压和睫状体脉络膜脱离之间可以形成一种恶性循环,低眼压状态下,睫状体脉络膜血管扩张渗漏,睫状体脉络膜上腔有液体聚积。而睫状体脉络膜浆液性脱离时,房水经葡萄膜巩膜通路的引流增加,又会引起持续性低眼压。

严重的眼部外伤,也可以直接导致睫状体脉络膜血管破裂,导致睫状体脉络膜上腔出血,或后睫状体部有浓厚出血或出血机化牵拉导致脉络膜脱离,此时视力预后往往很差。

【临床表现】

眼部外伤后如仅引起小范围或很浅的脉络膜脱离可没有明显的临床症状,较大范围的睫状体脉络膜脱离眼压可明显降低,视力下降,前房变浅,因血 - 水屏障的破坏,房水闪光可明显呈阳性。如屈光间质条件允许,检眼镜下检查可见脉络膜脱离区域内呈棕色球形隆起。周边脉络膜脱离时,可见环周边的脉络膜棕色隆起,外观和巩膜环扎手术后加压嵴相似。

脉络膜脱离后经过一段时间保守治疗,脉络膜上腔的液体可有不同程度逐渐吸收,检眼镜下检查可见脉络膜棕色隆起逐渐平复,而早期视网膜表面可留有轻度的皱褶样改变。

屈光间质混浊无法进行眼底检查直视视网膜脉络膜情况时,需辅助眼部 B 超检查。而脉络膜脱离是否同时合并睫状体脱离则需要辅助 UBM 检查。

【诊断】

有眼部外伤史,如患眼除外伤口渗漏的因素存在持续性低眼压时,应警惕睫状体脉络膜脱离的可能。检眼镜检查如直视下看见脉络膜脱离则可明确诊断。如无法直视检查,则需眼部 B 超和 UBM 检查。

【鉴别诊断】

1. 葡萄膜渗漏综合征 葡萄膜渗漏综合征的临床特

征也包括脉络膜和睫状体脱离。但此病的发病机制为巩膜组织学异常和涡静脉回流受阻等原因，和眼部外伤没有直接关系。早期，周边脉络膜轻度隆起，侵及睫状体平坦部，可有前房变浅甚至房角关闭。病程发展后，会合并渗出性视网膜脱离，视网膜表面光滑、无裂孔及牵拉，视网膜下液随体位变化而明显变化。与外伤后睫状体脉络膜脱离合并外伤性视网膜脱离的特征明显不同。

2. 睫状体离断　如前文所述，睫状体离断的发病机制是睫状体与巩膜突相分离，睫状体上腔直接与前房相通，形成房水引流旁路，导致持续性低眼压。低眼压可以引起周边轻度脉络膜脱离，一般不会引起大范围的脉络膜脱离。同时，较大范围的睫状体离断应用睫状肌松弛剂、激素、脱水剂等药物治疗效果往往不明显。

3. 睫状体脉络膜肿瘤　脉络膜肿瘤检眼镜下检查可见脉络膜有实性隆起，睫状体肿物向前生长时可以引起虹膜局部膨隆，前房变浅。但一般不会引起持续性低眼压，也没有眼部外伤史。可辅助眼部 B 超和 UBM 检查鉴别，必要时，也可参考眼部荧光素眼底血管造影，眼眶 CT 和 MRI 进行鉴别。

【治疗】

睫状体脉络膜脱离的治疗原则是尽量恢复其正常的解剖结构，保守的药物治疗包括：局部的睫状肌松弛剂（1% 阿托品凝胶），为减轻睫状体的炎症反应和恢复其房水分泌功能需要应用皮质类固醇激素，一般局部应用即可，眼药水点眼或结膜下或者半球后注射，眼内炎症反应重时，也可联合全身用药。高渗类脱水剂的应用可促进睫状体脉络膜上腔的液体吸收。

如经保守药物治疗后，睫状体脉络膜上腔脱离无好转，低眼压仍持续性存在时，首先要再次排除睫状体离断的可能，大多数不合并睫状体离断的外伤性睫状体脉络膜脱离患者经药物治疗可好转。部分患者需要联合患眼玻璃体手术，如脉络膜上腔出血的患者，可在手术时行巩膜穿刺引流脉络膜上腔液体。

三、外伤性脉络膜裂伤

外伤性脉络膜破裂(choroidal rupture)不仅仅包括 Bruch 膜的破裂,还包括了脉络膜毛细血管层复合体和视网膜色素上皮(retinal pigment epithelium,RPE)的破裂。严重外力下的眼部钝挫伤可使眼球瞬间严重变形,眼球前后径明显缩短,而额面径延长。巩膜组织坚韧,视网膜感光细胞层和脉络膜毛细血管层比 Bruch 膜弹性大,加之视神经的限制作用,可引起脉络膜新月形的破裂。

广义的脉络膜裂伤又可分为直接脉络膜撕裂,即裂伤位于外力直接作用的位置,多位于眼前段或平行于角巩膜缘,如前文提到的虹膜根部离断、睫状体离断;间接脉络膜破裂,指裂伤远离直接受伤位置,多位于眼球后极部,与视盘呈向心圆的弧形病灶,或直接跨过黄斑区。

【临床表现】

眼部外伤特别是钝挫性外伤后,根据受伤眼脉络膜破裂和出血范围的大小、位置,可发生不同程度的视力下降,矫正视力亦不能提高。若脉络膜裂伤位于周边部时,可无明显症状。

检眼镜下检查可见脉络膜破裂区为黄白色半月形裂隙,早期常合并不同程度脉络膜出血,出血往往掩盖破裂区,出血吸收后可见暴露的白色巩膜。裂痕通常为平行或向心于视盘边缘,后极部的裂痕尤其是黄斑区的裂伤则明显影响中心视力。脉络膜破裂位于眼底周边部时,裂痕较直,也宽些,若黄斑部无挫伤,裂痕对中心视力影响很小。多发的脉络膜裂伤可存在于不同的位置,呈不规则形。

一部分脉络膜裂伤的患者可以合并脉络膜新生血管膜形成,可经 FFA 和 OCT 检查证实。

【诊断】

结合眼部外伤史,检眼镜下检查发现视网膜下典型的新月形黄白色脉络膜裂伤病灶,此病不难诊断。当合并脉络膜出血或可疑脉络膜新生血管形成时,可辅助 FFA 和 OCT 检查,有时吲哚青绿脉络膜血管造影(indocyanine green angiography,ICGA)对诊断有一定帮助。

【鉴别诊断】

1. 病理性近视 没有明显的眼部外伤史,而是高度近视病史。视网膜呈病理性近视眼底改变,多为双眼,视盘倾斜,视盘周围可见新月形脉络膜萎缩灶,暴露黄白色巩膜。视网膜下可见暗红色或色素样视网膜下条纹,可以合并脉络膜新生血管膜。

2. 血管样条纹 也属于因视网膜色素上皮 - 脉络膜玻璃体膜疣 - 脉络膜毛细血管复合体的异常而导致的病变,可出现视网膜下脉络膜新生血管。但与眼部外伤没有直接关系,双眼均可见到以视盘为中心、放射状分布的灰色或暗红色视网膜下条纹。

【治疗】

脉络膜破裂早期合并脉络膜出血时,主要以休息和止血药物保守治疗为主。出血后期可予活血类药物促进血液吸收。如合并玻璃体腔积血必要时可考虑行玻璃体切除术。

当脉络膜出血吸收仅留下脉络膜破裂瘢痕时,无特殊治疗方法。如合并脉络膜新生血管膜,距中心凹距离大于200μm时,可考虑行激光光凝治疗。由于激光治疗后脉络膜瘢痕形成,患眼可造成不可逆的中心暗点,近年来,临床也尝试采用眼内抗 VEGF 治疗的方法促进继发性脉络膜新生血管膜的消退。

眼部外伤后的脉络膜病变除了上述情况外,临床少见的损伤还包括视网膜色素上皮撕裂,发生于眼球后极部有急性切线方向的牵拉时。撕裂呈水平方向,与常见的脉络膜破裂不同。这类裂伤的力量只破坏视网膜色素上皮,而未破坏脉络膜的 Bruch 膜。中心视力无明显改变或有中度下降。FFA 检查,视网膜半月形色素上皮脱离区域内有斑点状荧光增强,为脱色素区窗样缺损造成的透过荧光;下方相当于视网膜色素上皮翻卷的部位,则为小片荧光遮蔽。

外伤后睫状体后短动脉血管系统分布区域发生血管闭塞,引起三角综合征(trigone syndrome)。患眼部视力障碍,视野缺损。眼底检查可见与睫状后动脉三角形供血区域循环障碍相关的脉络膜视网膜病变,三角形病灶基底位于周边,尖端指向后极部。FFA 或 ICGA 检查可证实,部分患者经扩血管和改善循环治疗后,病变区域血流可逐渐恢复。

(周　丹)

晶状体人工晶状体外伤

第一节　晶状体外伤

　　晶状体为一双凸透镜样、无血管、无色的透明体,中心厚 4~6mm,直径 9~10mm。前表面曲率半径为 10mm,后面为 6mm。借助于晶状体悬韧带挂在虹膜与玻璃体之间,赋予虹膜以有力的支撑。晶状体是重要的屈光间质之一,同时参与眼的调节。晶状体外伤是眼外伤的主要并发症,包括由外伤引起的晶状体混浊和晶状体脱位。外伤可以导致晶状体囊膜的破裂、晶状体混浊,引起外伤性白内障。若晶状体悬韧带因外伤而断裂,晶状体就会因为失去正常的悬挂而出现脱位,虹膜也因此失去有力的支持而出现震颤。

一、外伤性白内障

【概述】

　　眼外伤引起的晶状体混浊,称为外伤性白内障。外伤性白内障是眼外伤的主要并发症,占 36%~52.9%,在外伤致盲原因中占有很重要的地位。外伤性白内障可由穿孔伤或者挫伤引起,化学烧伤、电击伤和辐射伤也可以引起晶状体混浊,以穿孔伤造成的外伤性白内障较多见。

【病理生理】

　　对针刺穿孔伤所致外伤性白内障及随后发生的晶状体损伤修复进行的实验研究发现,晶状体囊和上皮的再生修复较晶状体纤维的修复快,且与伤口内色素上皮细胞、成纤维细胞和胶原细胞的聚集无关。应用放射自显影技术和电子显微镜观察,发现外伤性白内障的晶状体上皮丧失其基本的 3 个正常功能,即细胞的分裂、移行和包括胶原及晶状体蛋白在内的特殊蛋白质合成。

晶状体上皮是晶状体代谢率最高的部位,葡萄糖和氧被上皮利用。晶状体上皮内还有很高的 ATP 和活性酶,晶状体上皮在把糖类、电解质和核酸转运入晶状体时需消耗化学能,晶状体赤道部所形成的晶状体纤维的蛋白合成也需要能量。上皮的机械性损伤引起有丝分裂异常以及胸腺嘧啶脱氧核苷增加。

外伤时损伤晶状体的谷胱甘肽合成能力或增加谷胱甘肽通过膜的弥散,导致钾离子、肌酐和氨基酸的丧失,晶状体上皮为了保持这些化合物的浓度而增加其泵功能。根据外伤因素的程度及持续时间,谷胱甘肽的丧失可持续或停止,为了保持正常水平的谷胱甘肽,而需要增加辅酶的水平,后者刺激戊糖代谢的途径。若上皮或纤维的结构及功能受到损害而不能排除钠离子,即会引起水分聚集,继之蛋白质合成减少,表现为可溶性晶状体蛋白含量降低。

上述异常的物理化学环境常导致钙离子的滞留以及混浊的不溶性蛋白增加以及二硫键的形成。异常的晶状体代谢致 ATP 丧失,最后导致全部晶状体混浊。

(一) 挫伤性白内障

【概述】

由于外力间接通过房水传导作用而影响晶状体囊所致的晶状体混浊,称为挫伤性白内障,挫伤的程度不同,晶状体混浊的类型和范围也不同。

虹膜印环(Vossius 环)

是晶状体轻度挫伤最常见的类型。

【发病机制】

当角膜受到钝挫伤时,由于房水压力的传导,虹膜突然受压贴近前囊,将色素附在前囊上皮,这种改变主要在瞳孔缘,因为这个区域抵抗力较低,容易遭受挤压。钝挫力量除去后,玻璃体及晶状体产生回跳,再次碰撞虹膜,瞳孔后面的色素以及纹理印在晶状体前囊膜,因此,晶状体前囊上可以出现双环,第一个环较小,这是由于挫伤初期,瞳孔缩小;之后瞳孔变大,反压作用所产生的环自然大于首次压的环。

【临床表现】

(1)症状:视力偶有下降。

(2)体征:以裂隙灯斜照法观察,在瞳孔区晶状体前囊上有一个环形、分布不匀的棕色或者紫铜色小点状的色素环,是许多细小的棕黄色虹膜色素颗粒,呈单层排列,环呈断续状,有时宽,有时窄。受伤早期,色素环比较明显,年轻人比较容易出现,一般经过几周或者几个月后,逐渐消失,亦有延续至几年者。

【鉴别诊断】

(1)眼内出血时,晶状体前囊也可以有棕色小点沉着,但是散布不规则,不呈环状。色素较淡,维持时间也短,几日内可消失。

(2)虹膜睫状体炎引起的色素粘连,色素颗粒较大,呈块状,多伴有白色渗出物,色素可以是孤立的,也可以聚集成堆,而且视力下降,这些明显不同于 Vossius 环。

【治疗】

该病较少引起视力下降,一般无须特殊处理。

外伤性播散型上皮下混浊

【发病机制】

眼球挫伤力量很轻,外力通过房水间接传至晶状体或者由玻璃体的反作用致晶状体震荡伤,使晶状体囊及上皮细胞代谢紊乱,渗透压增加,纤维之间水分聚集,纤维肿胀甚至断裂导致晶状体混浊。在晶状体前部的上皮下也可以发生许多散的针尖样混浊,主要分布在中心部分或者赤道部,可以呈大片扩散,也可以是小区域,伤后几天或者几周后消失,偶有持续很久者。由于晶状体上皮的不断生长,后一类混浊逐渐被移向深层,裂隙灯下,根据混浊所在的深度,即也可以估计受伤的大概时间。

【临床表现】

(1)症状:少见视力下降。

(2)体征:裂隙灯下可见晶状体上皮下局限片状混浊,也可以是分散的小点,也可以是丝状或者羽毛状,可以于挫伤后数小时发生,也可以发生在伤后 1 周或者数周。

【治疗】

该病较少引起视力下降,一般无需特殊处理。

外伤性玫瑰花状混浊

【概述】

是一种上皮下晶状体混浊。可以位于晶状体前极,也可以位于晶状体后极区,前者是挫伤引起的,后者常常见于小而轻的穿破伤,如针刺伤,异物伤等。

【临床表现】

临床上,这类病变可分为二期:

1. 症状 混浊点数量较多,且分布很致密时可以引起视力下降。年过 45 岁之后,可促进年龄相关性白内障的早期出现。

2. 体征

(1)早期在晶状体前囊上皮下的纤维结合部位有许多小滴状液体,从中轴向赤道部辐射,形成羽毛状混浊,有的每个晶状体纤维结合线均被累及,变成玫瑰花结形状,如果仅仅波及一部分,则是花瓣状,轻伤时能保持透明,几天或者几周后水滴被吸收,混浊消失,可留有永久性混浊。如果数量不多,不影响视力。

(2)晚期主要见于挫伤后十多年,在皮质层或者成年核内可以见到玫瑰花状混浊,它与晶状体前囊之间是透明的,认为这是因为囊下的纤维仅有轻微的损伤。

【治疗】

多为局限性、静止型,对视力没有重大危害,角膜及角巩膜没有破裂,晶状体囊膜完整者,不需要手术,伤后可滴托吡卡胺散瞳,每日两次,保持瞳孔轻度散大,不发生虹膜后粘连;滴糖皮质激素滴眼液,每日 3 次,及时控制炎症反应,定期随访。如果晶状体完全混浊,再考虑手术。

弥散性挫伤性白内障

【发病机制】

挫伤引起的晶状体弥散性白内障,除非合并有囊膜破裂,一般少见。囊膜破裂后,房水被吸收,很快混浊扩散,产生白内障,裂伤较小者,最早是由纤维素封闭,之后有上皮长入,裂孔大者,混浊发展很快,纤维肿胀,从裂孔突出,或者进入前房甚至玻璃体腔,最后坏死。与此同时,晶状体囊的上皮细胞不断地增生,企图覆盖破裂的晶状体,不仅长入晶状体前囊,亦可见于玻璃体前面及悬韧带。

【临床表现】

(1) 症状:视力下降,继发眼压升高时可有胀痛、眼红等。

(2) 体征:年轻患者混浊的晶状体皮质可以被吸收,可以看到残留的晶状体囊膜;老年患者,可以并发虹膜炎及青光眼,较长时间后,晶状体可以出现退行性改变如钙化斑块。

【治疗】

以手术治疗为主。如晶状体囊破裂、皮质溢出进入前房者,应及早进行手术。因晶状体囊的破裂而引起的晶状体过敏性葡萄膜炎和继发性青光眼,应用糖皮质激素及降眼压药物。

(二) 晶状体穿破伤

晶状体被刺伤后,有的伤口立刻被遮盖封闭,仅在局部形成一个局限性静止性白内障。也可因周围组织影响,创口延迟闭合,甚至创口张开而不能闭合,局部混浊逐渐扩大,形成完全性外伤性白内障。

局限性静止性白内障

【概述】

这是因小针、小刺或很小的异物损伤晶状体所致,常见的有两型:晶状体前囊损伤和星形白内障。

【临床表现】

1. 症状 混浊部位在视轴区时可有视力下降,早期如果合并角膜损伤可有畏光、流泪等刺激症状。

2. 体征

(1) 晶状体前囊损伤:前囊被刺破后,晶状体混浊稳定静止,没有进行性改变。这类损伤多见于虹膜部位。前囊伤口裂开,边缘外展,晶状体纤维有时呈蘑菇状,从此处进入前房,如果不再发展,则变得静止。裂隙灯下,可见一个灰色圈环绕,表示有纤维渗出覆盖,随即形成瘢痕,前囊部位有许多放射状牵引条纹。如果这种情况出现在后囊,损伤部位愈合后,呈一圆锥突出,有囊或结缔组织遮盖。

（2）星形白内障或玫瑰花样白内障:多见于小的刺伤,如小针刺伤或小的异物伤,晶状体前囊被刺破后,很快即闭合,因此没有引起晶状体纤维层大片混浊,损伤虽在前囊,典型表现常在后极部。损伤呈轴位,局限于一个平面,该处晶状体纤维连接线呈暗色,其羽毛状分枝呈灰色,构成玫瑰花结形态。此类玫瑰花结改变,在伤后几小时至几天内即出现,以后混浊逐渐缩小甚至不显,亦有永久存留者,但其形态则由星芒状变为花边状,最后变成许多小颗粒。

【治疗】

该病较少引起视力下降,一般无需特殊处理。

完全性外伤性白内障

【概述】

外伤导致晶状体囊膜破裂较大,晶状体纤维可以不断吸收水分而肿胀、碎裂、变性、乳化导致晶状体均匀一致的弥漫性混浊(图8-1)。

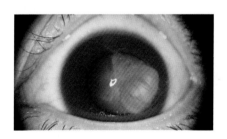

图8-1　外伤性白内障
图示晶状体前囊膜破裂,皮质肿胀外溢

【临床表现】

1. 症状　视力下降;早期合并角膜伤口或晶状体源性葡萄膜炎时可有畏光、流泪等刺激症状;合并晶状体源性青光眼时可有眼痛等眼压升高的症状。

2. 体征

(1) 晶状体纤维呈有层次而不规则的普遍性混浊;有的因囊膜破裂,大量晶状体皮质脱入前房,可诱发过敏性葡萄膜炎,偶有发生交感性眼炎者;如果脱出的皮质阻塞瞳孔或前房角,还可以导致继发性青光眼。

(2) 长时间未就诊者,年轻患者晶状体内乳白色混浊水分可以逐渐被吸收,仅余囊膜,形成无晶状体眼;中年以上患者晶状体内乳白色混浊可以存留,但将发生组织机化、结晶,甚至可以出现结石。

(3) 后发性白内障:又名膜性白内障,晶状体受伤后,组织被破坏,大部分丢失,仅存囊膜,有的还并发有睫状体炎性渗出、外伤性出血、聚集在囊膜上构成机化组织及致密瘢痕,形成厚薄不一的膜,这即是残余的皮质、结缔组织与囊膜的结合物。

(4) 环形白内障,又名 Sommering 环白内障,这是由于晶状体中央区受伤后,皮质及核发生混浊,这些混浊位于中央区者,大部被吸收,呈盘状透明区,但周边部者,被前后囊包绕,其中的上皮细胞继续增殖,在虹膜后形成一个哑铃状混浊。

【治疗】

以手术治疗为主。如晶状体囊破裂、皮质溢出进入前房者,应及早进行手术。因晶状体囊的破裂而引起的晶状体过敏性葡萄膜炎和继发性青光眼,应用糖皮质激素及降眼压药物。

(三) 电击性白内障

【概述】

电击性白内障是指发生了雷击或触电后,导致的晶状体混浊。雷击引起的白内障多为双侧性,而触电引起的白内障多为单侧性。潜伏期为数日或数周,也由长达数年的病例。

【临床表现】

1. 症状 混浊区域大或者混浊遮挡视轴区可明显影响视力。

2. 体征 雷击病变部位在晶状体前后囊及其下的皮

质,触电者多雷击前囊及其下的皮质,多数晶状体混浊为静止的。

【治疗】

该病较少引起视力下降,一般无需特殊处理。也有的持续发展以致严重影响视力而需要手术。

（四）辐射性白内障

【概述】

晶状体在未加保护的情况下长期接触或一次性接触大量射线后能导致辐射性白内障。常见的有电离辐射性白内障主要是指 x 射线、γ 射线、中子及 β 射线等照射晶状体后所致的白内障,多由于工业上防护不当或眼部附近进行放射治疗所引起。红外线性白内障则为长期暴露在红外线照射下,可诱发白内障。

【发病机制】

晶状体赤道部囊下上皮细胞对电离辐射甚为敏感,受损伤的上皮细胞可产生颗粒样混浊,潜伏期数月至数年。

【临床表现】

1. **症状**　较少引起视力下降。

2. **体征**

（1）x 射线、γ 射线所致者最初晶状体后囊出现颗粒状混浊,后皮质有空泡,逐渐发展为完全混浊。中子对晶状体损害较 x 射线、γ 射线强,白内障形态相同。

（2）混浊常从后极部皮质外层开始,呈金黄色结晶样光泽,由不规则网状渐形成盘状混浊,逐渐向皮质延伸或发展为板层混浊,最后形成完全性白内障。有时前囊下也发生轻微混浊。

【治疗】

该病较少引起视力下降,一般无需特殊处理。也有的持续发展以致严重影响视力而需要手术。

二、晶状体脱位

【概述】

眼球突然遭受钝性物体、高压气体或液体的打击后,压力迫使眼球变形,眼球中间段的水平直径扩大,房水和玻璃体受挤压,眼球赤道部迅速膨胀,房水冲击晶状体,由于反弹力作用,玻璃体回跳冲击晶状体,如此晶状体前后部反复振动,将晶状体悬韧带扯断,引起晶状体脱离原来的位置形成半脱位或者全脱位,前者是部分脱离原位,后者是指完全脱离原位。这与挫伤力量的大小,作用的方向,悬韧带断裂的数目及断裂的部位,有时呈全相关,有时则不相关。挫伤力大的,可以将晶状体悬韧带完全断裂,晶状体完全脱位,有的向前脱入前房,有的向后脱入玻璃体腔内,或者嵌在巩膜与睫状体之间,眼球破裂者可脱入眼球筋膜下、球结膜下,甚至脱出眼球之外而丢失。脱位可分为晶状体半脱位和全脱位。

(一) 晶状体全脱位

【临床表现】

由于打击力量和受力方向不同,晶状体悬韧带断裂的范围和程度不同,晶状体脱位的方向也不相同。悬韧带全部断裂时,晶状体可脱位于前房、玻璃体腔、少数病例可脱位于视网膜下或巩膜与睫状体之间,有眼球破裂的可脱位于眼球筋膜和球结膜下,甚至脱出眼外而丢失。

1. **晶状体脱位入前房** 当眼球受到挫伤时,虹膜被压挤向后,悬韧带断裂,同时由于玻璃体的反作用力使晶状体向前脱位于前房,晶状体因失去悬韧带的牵引,变成球形,抵压角膜内皮,导致角膜损害。晶状体一旦脱入前房,可以反转180°,后面对着角膜。在前房内晶状体可以保持透明,有的几乎占据整个前房(图8-2),亦有沉于前房偏下部位者,像一滴油珠,边缘呈现闪闪金光。也可由于晶状体阻塞瞳孔,前后房交通受阻,后房房水增多,虹膜根部向前堵塞前房角,引起眼压急骤升高,患者往往有难以忍受的眼球胀痛和头痛。虹膜根部被推向后,前房加深,瞳孔因有痉挛收缩变小,可以导致虹膜睫状体炎及急性青光眼等并发症。

2. **晶状体脱入玻璃体腔** 较脱入前房者多见,伤眼表现为无晶状体眼,产生无晶状体眼的各种症状,如前房变深,虹膜震颤,高度远视玻璃体突出于前房,视力下降。晶状体在玻璃体内,早期尚可活动,时间久后常被固定在

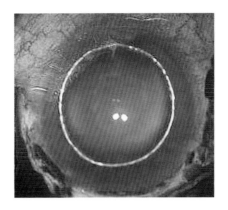

图 8-2　晶状体全脱位至前房

下方,眼底检查可以看到发灰的边缘,主要并发症有因瘢痕牵引产生的视网膜脱离;晶状体循视网膜裂孔进入视网膜间隙;晶状体前囊上皮变性,晶状体完全混浊,甚至过熟而出现晶状体过敏性眼内炎及晶状体溶解性青光眼,这种情况与针拨白内障完全一样,但是针拨白内障的眼球没有严重的外伤史。

3. 晶状体完全脱位嵌顿在巩膜伤口　眼球遭受严重挫伤后,眼球破裂,晶状体脱出,有的进入前房,有的部分嵌顿在巩膜裂口内或者角巩膜缘处的裂口内,球结膜下可以看到嵌顿的晶状体及角巩膜缘或者巩膜裂开的伤口。

4. 晶状体脱入球结膜下　晶状体脱出眼球外、存留于球结膜下,肉眼可以见到一个圆形隆起,巩膜有伤口,附近有出血。肉眼下可以见到一个圆形隆起,巩膜有伤口,附近有出血,如果脱出于筋膜下,局部亦可见隆起及出血,眼压低,裂隙灯检查瞳孔区无晶状体,视力下降。

5. 晶状体脱失严重挫伤病例　晶状体完全脱位后,可以脱出到球结膜外;甚至丢失,伤者尚不自知。新鲜病例,可以看到眼球破裂的伤痕以及体征;陈旧病例,仅有外伤史,仔细检查,可以找到眼球破裂的伤痕。

【治疗】

1. 如脱位的晶状体透明,无严重视力障碍、无虹膜睫状体或继发性青光眼等并发症,可不必手术,所引起的屈光改变可试用镜片矫正。也可用缩瞳剂减轻因晶状体偏中心或晶状体边缘在视轴区所致的散光或单眼复视。但缩瞳能促进半脱位的晶状体进一步脱位,也可发生前房变浅。

2. 如晶状体半脱位明显或所引起的高度屈光不正镜片不能矫正者,也可考虑手术。

(二)晶状体不全脱位(半脱位)

【临床表现】

1. 轻度半脱位 晶状体偏向一侧,一部分悬韧带断裂,一部分被牵引拉长,在瞳孔区看不到晶状体的赤道部边缘,前房深浅不一,晶状体脱位后向前房突出,该处的虹膜随之隆起,前房变浅,而悬韧带断裂部分则虹膜下陷,前房变深,晶状体脱位部分则有虹膜震颤。眼压开始时偏低,以后逐渐升高,产生继发性青光眼,如果有虹膜根部离断,在无虹膜处,裂隙灯下可以看到晶状体赤道部及断裂的晶状体悬韧带。患者自觉视力下降。

2. 重度半脱位 裂隙灯下,瞳孔略大但不圆,虹膜面一部分高,一部分低,前房深浅不一,瞳孔区内可见一弧形明暗相间两部分,明亮部分为有晶状体部分的屈光间质的光反射,暗区为无晶状体部分。彻照法检查,有晶状体区发暗,无晶状体区呈现新月形红色。检眼镜检查,在一个瞳孔区内可以看到两个视盘,无晶状体部分,用 +10D 屈光度可以看到无晶状体眼的眼底,视盘小,视网膜血管细,有晶状体部分呈常见眼底像。

半脱位的晶状体,常移向瞳孔的一侧,有时略显倾斜,如果插入玻璃体腔,可伴有少量的玻璃体疝;如通过破裂的虹膜或者散大的瞳孔,则可突入前房,视物先有视力减退或单眼复视,以后可产生白内障,常见的并发症有继发性葡萄膜炎、青光眼或视网膜脱离。

【治疗】

1. 脱入前房即嵌顿于瞳孔区者应立即手术。

2. 脱入玻璃体者,如无并发症可观察;如引起葡萄膜炎、继发性青光眼或视网膜脱离,则需将晶状体取出。

3. 脱位于结膜下者,可手术摘除晶状体并缝合巩膜伤口。伤口仅仅或超过角膜缘后 6mm 者,应在伤口周围做电凝或者冷凝预防视网膜脱离。

三、外伤性白内障手术

【手术时机】

外伤性白内障的预后与外伤发生的年龄、外伤与手术治疗的间期有关。

1. 低龄儿童的外伤性白内障应早期手术,甚至在眼部反应尚未静止时即需手术。

2. 如果晶状体囊破裂较大,外伤后数小时或数天内,皮质迅速混浊,甚至溢出至前房出现并发症时,需要在处理眼外伤的同时摘除损伤的晶状体。否则,晶状体皮质吸收水分迅速膨胀,同伤口发生粘连或引起角膜内皮损害,甚至引起晶状体过敏性葡萄膜炎或继发性青光眼等。

3. 在挫伤、电击伤或晶状体伤口甚小、可以很快自行闭合的穿孔伤,短期内不一定形成膜性白内障,亦应行二期摘出术。

【手术方式】

外伤性白内障的手术方式,常用的有:白内障囊外摘除术、囊内摘除术、超声乳化吸除术联合人工晶状体植入术。但是外伤性白内障情况复杂,不能用单一手术方式处理,应根据不同情况和条件,选择不同的手术方式。

1. 各种软性白内障 只要玻璃体不进入前房与晶状体皮质混合,在角膜伤口缝合后可作单纯抽吸术或者灌注吸出术。

2. 有硬核的白内障 可行白内障囊外摘除术,若瞳孔能散大至 8mm 左右,前房较深,无角膜内皮病变,亦可行超声乳化吸除术。

3. 伴有晶状体脱位 宜做囊内摘除术,或用玻璃体切除器行晶状体切除术。

4. 外伤性白内障经 B 超检查,伴有玻璃体混浊需行玻璃体切除术者,应行晶状体玻璃体联合切除术。

5. 膜性白内障　膜薄而紧张者,可行膜切开,膜厚而坚韧者,应行膜性白内障切除术。

6. 异物存留　可根据异物的部位选择术式,异物位于前房或者晶状体内时,白内障摘除的同时摘除异物。异物位于眼后段时,可先行白内障摘除,在白内障术后 2~3 周行异物摘除,也可采用经睫状体平坦部切口摘出异物后,再行二期白内障摘除。近年来,手术方式有改良,即行晶状体联合玻璃体切除异物摘除时,保留晶状体前囊膜并植入后房型人工晶状体,取得了较好效果。

【术前检查】

1. 详细检查角膜有无伤口,前房的深浅,角膜内皮有无明显的病变。

2. 滴散瞳剂,检查瞳孔可散大的程度,虹膜有无前后粘连,晶状体前后囊膜有无破裂,膜性白内障的厚薄,并估计其坚韧程度。

3. 眼球穿孔伤缝合后,二期手术前 B 超检查晶状体有无异物存留,有无玻璃体混浊、积血及视网膜脱离,拟植入人工晶状体者,应检查所需人工晶状体度数。

4. 眼电生理检查　对于评价视网膜、视神经功能有重要价值。

【术前准备】

1. 术前重新散大瞳孔,拟植入人工晶状体者术前应用短效散瞳剂如复方托吡卡胺,不植入人工晶状体者可试用阿托品眼膏散瞳。

2. 配制眼内灌注液　目前有配制好的眼内灌注液可以使用。如需自行配制方法如下:500ml 复方氯化钠液内加 50% 葡萄糖 0.9ml,5% 碳酸氢钠 14ml。为使白内障手术中瞳孔始终保持散大状态,可在灌注液中加入肾上腺素溶液(500ml 灌注液中加入 0.1% 肾上腺素 0.5~1.0ml)。

【麻醉方法】

常用 2% 的利多卡因和 0.75% 布比卡因溶液等量混合,前者麻醉作用快,后者持续时间长,眼轮匝肌或面神经阻滞、球后及结膜下浸润。幼儿及不合作者行全身麻醉。

【手术方法】

1. 单纯抽吸术

(1) 适应证:30 岁以下的软性白内障。

(2) 手术步骤:角膜缘内角膜切口或角膜缘切口。一期手术通常在角巩膜伤口缝合后进行。截囊后,用 5ml 注射器连接 7 号针头进入前房,抽吸晶状体皮质以及溢入前房的皮质,待晶状体皮质大部分或者全部吸出后,再注入清洁的灌注液形成前房。

该法设备简单,操作容易,但皮质不易吸除干净,日后容易发生后发障,而且术中不易保持前房,角膜受到正负压的交替作用,角膜内皮极易受损,晶状体后囊以及玻璃体前界膜也易发生破裂。目前已很少采用。

2. 白内障注吸术 由于传统的白内障单纯注吸术具有上述缺点,故在抽吸术的基础上发展为白内障注吸术,即刺开晶状体前囊后以特制的注吸针头在向前房注液的同时抽吸晶状体皮质,实际为小切口的囊外摘除术。

(1) 适应证:30 岁以下的软性白内障。

(2) 手术步骤:在颞上方或者鼻上方角膜缘,用前房穿刺刀进入前房,然后用截囊针截开前囊,然后将穿刺口扩大,进入连续灌注液的注吸针头,在不断灌注液维持前房的情况下将晶状体皮质抽吸出来,直接抽吸干净为止。角膜缘穿刺口可缝合。

3. 白内障囊外摘除术 显微手术器械的改进促进了白内障囊外摘除手术的广泛开展。该手术是现代眼科显微手术最基本和最具代表性的手术技术。

(1) 适应证:年龄大,具有硬核的白内障以及拟植入后房型人工晶状体的白内障。

(2) 手术步骤:作以上穹窿为基底的结膜瓣,角膜缘板层切口,穿刺刀刺入前房,前房注入黏弹剂,开罐式截囊或者连续环形撕囊,因外伤性白内障多有虹膜粘连,可用截囊针进行分离,不易分离的虹膜粘连可应用囊膜剪刀剪开。此时对前房深度要求较高,应注入黏弹剂维持前房和保护角膜内皮。然后扩大角膜切口至需要的长度,以使晶状体核能顺利娩出,一般以 120°~160° 为宜。必要是先作预置缝线,用带灌注液的注吸针头伸入前房,以水冲的力量分离皮质和囊、皮质和核的附着,使核松动漂浮、松解后,用圈套器托住晶状体核,同时轻压切口后唇,此时晶状体核及大部分皮质即可顺利娩出。整复虹膜,结扎控制缝线,将注吸针头伸入前房吸取残存皮质。缝合角膜创口后注意检查和恢复正常前房深度。

亦可采用小切口的方法,即在颞上或鼻上象限,作宽6~7mm 的反弧形巩膜隧道切口,外口距角膜缘后 2mm,内口位于角膜缘内 1mm。用 5.5mm 宽的长圈套器托出晶状体核,其余步骤同上,该方法切口不必缝合,术后散光较少。

4. 白内障超声乳化吸除术　该术是实现小切口白内障摘除最理想的方法,与常规白内障囊外摘除术比较,具有切口小,对组织损伤轻,切口愈合快,术后散光小,视力恢复迅速等优点。是白内障手术的最大改进。但此项技术对手术医师熟练掌握超声乳化器的性能和精确度要求较高。在手术过程中遇到困难时,应及时转换为常规囊外摘除术,以免造成并发症。

(1) 适应证:适用于有核的白内障,瞳孔可充分散大者。

(2) 禁忌证:晶状体核硬度较高,角膜混浊,前房浅,角膜内皮有病变,瞳孔不能充分散大。对于铁质沉着症或铜质沉着症所引起的晶状体混浊,由于晶状体密度较高或者钙化,一般不主张作超声乳化吸出术。

(3) 手术步骤:做透明角膜切口,前房注入黏弹剂,可采用连续环形撕囊或者截囊方法,扩大角膜切口在 3mm左右,水化分离以充分游离晶状体核,但并不脱位于囊袋以外,乳化在原位完成,是目前应用最普遍和最安全的方法。伸入超声乳化头,先将晶状体核作槽沟状乳化,然后旋转晶状体核,继续乳化,使核心呈"十"字形沟槽状,然后将其分割成 4 块,再分别乳化吸出。用注吸系统清除残余皮质。切口缝合或自行闭合。

(4) 并发症:常见的术中并发症是后弹力层的剥离、虹膜损伤、后囊破裂、玻璃体脱出等。术后并发症有角膜水肿、虹膜后粘连、后囊混浊、囊样黄斑水肿、视网膜脱离等。术后 1~3 天切口附近可有轻、中度水肿，一般 7 天左右可自行消退。后弹力层皱褶持续时间通常 48~72 小时。持续性角膜中央水肿仅占 1.5%，囊样黄斑水肿和视网膜脱离多出现于囊膜破裂者，后囊混浊一般在术后 2 个月 ~4 年内发生，年轻人更为多见。若晶状体物质脱入玻璃体时，应作玻璃体前段切除。

5. 膜性白内障切开术

（1）适应证：白内障膜较薄、均匀、有一定张力的膜性白内障。

（2）手术步骤：术前散瞳，使白内障膜处于紧张状态，以白内障刺囊针或白内障切开刀自角膜缘刺入前房，在白内障膜中央刺穿，并向上下扩大裂口，直至满意为止。

该类膜性白内障亦可采用 Nd∶YAG 激光切开术。它可以在不开放眼球的条件下切割眼内病理性膜组织，为膜性白内障治疗提供了新的有效手段。

6. 膜性白内障切除术

（1）适应证：白内障膜为厚且坚韧的机化膜，甚至与虹膜睫状体粘连并有新生血管长入的膜性白内障，或膜性白内障比较松弛者。

（2）手术步骤：作角膜缘切口，前房注入黏弹剂，以眼内剪刀伸入前房，作"V"字形剪开，然后以显微镊将其拉出切口剪除。

对一些伴有大量皮质残留、广泛粘连者，可用玻璃体切除器切除。对于比较坚韧的膜，难以切除时，可换入玻璃体剪，将其剪成条状，然后再切除。如眼前段大致正常时，可采用经角膜缘切口操作，否则应用经睫状体平坦部切口。

7. 晶状体切除术　晶状体损伤囊膜破裂时，晶状体皮质常与玻璃体甚至出血混在一起，常规的晶状体囊外手术不易吸出与玻璃体混在一起的皮质，因而很难奏效。而晶状体切除术一次可将病变的晶状体和受累的玻璃体切除，可以避免常规晶状体囊外手术引起的玻璃体嵌顿伤口、瞳孔上移，继发性青光眼、晶状体皮质过敏性葡萄膜炎等并发症。晶状体切除的途径有前路(经角膜缘)和后路(经睫状体平坦部)切口两种。

(1) 适应证

1) 前路入口不损伤睫状体,较少引起视网膜并发症,适用于清除前房内晶状体皮质即成形玻璃体。

2) 后路入口的手术范围广,容易清除虹膜后的晶状体皮质,并可根据需要向后做玻璃体切除术。所以后路玻璃体切除特别适合外伤性白内障联合玻璃体切除术。

(2) 手术步骤:两种途径手术前均应先缝合角膜裂伤。

1) 前路晶状体切除术

A. 切口:在角膜缘内用巩膜穿刺刀作前房穿刺,插入手持或者弯曲的长的前房灌注针头灌注液体使前房加深,眼压回升。然后按同样的方法在相应的角膜缘作切口,并用巩膜穿刺刀伸入瞳孔区刺开前囊,插入晶状体内划切晶状体并探视晶状体囊的韧度和晶状体核的硬度。若发现囊较坚韧,应由角膜缘穿刺口换入玻璃体剪,将玻璃体处理干净。若晶状体核坚硬,可用超声乳化器使其粉碎,若无超声乳化器时,则应改为晶状体囊外摘除联合切除术,做白内障角膜缘切口去除硬核后,适当缝合创口,再做晶状体皮质切除。

B. 切除:做晶状体切除时,应注意灌注液速度与切除吸力保持平衡,吸力较小缓慢进行切除,保持前房不消失,手术者的视线始终在切割头上,特别是注意切除口与角膜以及虹膜的位置,尽量避免损伤角膜内皮和虹膜。不要过早地切除晶状体后囊,以免大量的晶状体碎块掉入玻璃体腔内。如果晶状体后囊膜破裂口不大,应尽量保留后囊,以便植入后房型人工晶状体。

为了将晶状体尽可能地切除干净,可将灌注头与切割头对换位置,从对侧进行切除,使瞳孔区完全透明,虹膜可以活动,瞳孔居中并恢复圆形。

C. 缝合拔出切割头以及灌注针头,整复创口,勿使虹膜嵌顿于伤口内,用 10-0 尼龙线缝合角膜切口各一针并将线结转入缝针隧道内。

2) 后路晶状体切除术

A. 切口睫状体平坦部,角膜缘后 3.5mm 作三通道巩膜切口,颞下象限的巩膜切口放置眼内灌注。由于伤后晶状体囊膜破裂,房水进入晶状体导致晶状体蛋白溶解,此时可用穿刺刀在晶状体内划割,使晶状体进一步破碎,便于切除。虹膜有粘连时分离虹膜后粘连并充分划开前囊,拔除穿刺刀,换玻璃体切割头切除残余的晶状体和玻璃体。

B. 抽吸或切除　切割头置于晶状体中央,同时进行灌注,切除晶状体囊内皮质,如果前囊破裂严重,用吸切的方法切前囊较难切除,需加大吸力,减缓切除频率。有机化的前囊,可用玻璃体剪将其剪成条状,再行切除。如果前囊破裂较小,可以将前囊留下,以便一期或者二期植入后房型人工晶状体,因为后路切除时,后囊膜的保留较为困难。清除晶状体皮质时,亦可采用间歇切除法,即开始时只吸不切,待切割头口堵塞时,再开启切除,然后继续抽吸,这样有利于保留前囊的完整性。

在切吸虹膜后面的晶状体皮质时,不要将切除开口正对虹膜,并注意控制吸力,以免损伤虹膜组织。切除周边晶状体皮质较为困难时,可用巩膜压迫器顶压使周边的晶状体物质暴露于瞳孔区,然后再切除。

如果晶状体后囊膜未破裂,由于晶状体后灌注液压力的作用,可使晶状体前移而出现前房变浅或消失。此时,应将后囊咬切几个小孔,以沟通和平衡囊膜前后的压力,但勿过早地大范围切除晶状体后囊,以免晶状体碎片掉入玻璃体腔。

晶状体切除后,如瞳孔区出现眼底橘红色反光,提示玻璃体无明显混浊;如仍呈现灰白的反光,则说明玻璃体还存在显著的混浊,此时应结合术前的视功能和超声波检查结果决定是否继续行玻璃体切除术。必要时在术中用接触或非接触检眼镜联合眼内导光照明下详细检查和处理玻璃体和视网膜病变。

C. 缝合拔除巩膜切口的切除器械和灌注针头,巩膜切口嵌顿的玻璃体处理完毕,可用 7-0 缝合线缝合巩膜和结膜切口。

8. 外伤性白内障人工晶状体植入术　外伤性白内障摘除后的无晶状体眼有很多的光学缺陷，视力非常弱，需要进行矫正。由于外伤性白内障的特殊性，常规的无晶状体眼矫正方法无效。眼镜单眼矫正产生的 20%~35% 的物像放大不可能形成双眼单视，低龄和老年患者及伴有角膜外伤者，不宜配戴角膜接触镜，若长期戴用则影响角膜代谢，可造成一定的并发症，因此，为了术后获得双眼单视和立体视，人工晶状体植入矫正外伤性白内障术后无晶状体眼是最佳选择。

为便于二期人工晶状体植入，眼外伤初次手术处理应注意以下问题：①严重的角巩膜裂伤合并晶状体混浊，在急救手术时，应考虑将来能否进行二期人工晶状体植入术，应尽可能保留晶状体后囊膜。②不论是严重的或较轻的眼前节创伤，当合并有晶状体损伤时，均应大力控制炎症反应，保持瞳孔散大，防止虹膜后粘连，为以后的人工晶状体植入创造条件，术后观察时间为 6~12 个月。

（1）适应证　由于外伤的性质及伤后并发症的多种多样，临床上很难制定出手术的原则，适应证也不具有绝对意义。

1）单纯外伤性白内障术中后囊膜保持完整或破口较小者，可常规行一期后房型人工晶状体植入。

2）眼外伤较重并伴有相关组织损伤者，则待炎症基本控制，角膜水肿、前房积血、玻璃体积血消退后，二期植入人工晶状体。

3）若晶状体后囊破孔较大或者无后囊者，经前段玻璃体切除后可行后房型人工晶状体睫状沟缝合固定。

4）对于累及眼前后段的复杂型眼外伤患者，尤其是晶状体后囊膜混浊、后囊破裂或玻璃体混浊、玻璃体或视网膜异物的患者，可采用经平坦部晶状体玻璃体切除、术中保留晶状体前囊，植入后房型人工晶状体的联合手术。

5）儿童外伤性白内障植入人工晶状体的目的是保存视力和预防弱视，以促进双眼单视和融合功能的发育。3岁以后的儿童眼球发育接近成熟，已具备植入人工晶状体的条件。植入人工晶状体后，及时进行弱视训练对于重建双眼单视是非常关键的步骤。

(2) 手术方法

1) 大切口后房型人工晶状体植入术即角巩膜缘线状切口，前房注入黏弹剂，植入晶状体时，只需轻轻向前推进，下襻则沿后囊滑向赤道部，上襻可采用囊镊法或者调位钩旋入法进入囊袋内。

2) 隧道式小切口，后房型人工晶状体植入的方法植入人工晶状体比常规角巩膜缘线状切口植入难度大。关键是尽力翘起晶状体光学部上缘，同时借助辅助器械压下进入眼内的光学部分，使之下倾能够进入囊袋内。

3) 新型弹性开放襻前房人工晶状体植入角膜缘内切口，前房内注入足量的黏弹剂后，植入前房型人工晶状体，使晶状体襻固定在房角隐窝处。

4) 缝线固定式人工晶状体植入术是通过缝线来加固人工晶状体固定的方法，其中有双襻缝线固定和单襻缝线固定。方法同一般人工晶状体缝线固定。

(3) 手术注意事项

1) 虹膜后粘连：术前可以用 YAG 激光打断；术中可以用截囊针拉开，用显微眼内剪刀剪断，然后在前房内注入平衡盐溶液或者空气，使虹膜与后囊保持一定间隙。

2) 虹膜根部离断：先将虹膜根部缝合在巩膜后板层上。

3) 晶状体半脱位：此类伤眼多伴有晶状体悬韧带的断裂，先按囊内白内障术除去脱位的晶状体，后按无晶状体眼装入后房型人工晶状体。

4) 无晶状体眼：术前充分散大瞳孔，多次检查如果后囊存在，未发现后囊有破裂时，可用冲洗吸出针头再一次轻轻冲洗后囊表面，并吸出周边残余皮质，然后小心抛光后囊表面。对存在于后囊膜上的点状线状混浊，可不必处理，或植入人工晶状体之前或者之后，做 YAG 激光切开或作一长约 3mm 的后囊膜划开，特别是后囊膜中央略显致密混浊时。如果整个晶状体包括后囊都没有了，可改用后房型人工晶状体缝线固定术，利用 10-0 聚丙烯缝线将晶状体固定在睫状沟,线端埋藏在巩膜瓣下。

5)玻璃体脱出:手术中,如果发现玻璃体疝或者玻璃体脱出,玻璃体经后囊进入眼前节时,最稳妥的办法是作眼前节的玻璃体切除术。术后,如果晶状体后囊膜保存,裂口不大于3mm,可作后房型人工晶状体植入术;如果裂孔较大,后囊膜不完整,则按无晶状体眼处理。

四、外伤性晶状体脱位手术

外伤性晶状体脱位由于外伤性质以及作用方式不同,晶状体脱入的位置也不一样。临床多见的为进入前房和玻璃体,罕见的还有脱入睫状体上腔或脱出眼球壁后进入结膜下者。脱入睫状体上腔常常合并广泛的睫状体脱离,导致低眼压;相反,如嵌顿于瞳孔,则可因瞳孔阻滞导致青光眼。一般来说,对于轻度半脱位或者全脱位于玻璃体腔而无刺激症状者,可暂时不予处理,除此之外的晶状体脱位往往伴发其他并发症,而应予摘除。

【适应证】

1. 脱位于前房内的晶状体。

2. 嵌顿于瞳孔的晶状体。

3. 脱位于球结膜下和筋膜囊内的晶状体。

4. 嵌顿于眼球壁的晶状体。

5. 晶状体完全脱位或半脱位并发葡萄膜炎、视网膜脱离或继发青光眼时。

【术前准备】

同外伤性白内障手术。

【麻醉方法】

眼轮匝肌(或面神经阻滞)麻醉、球后以及球结膜下麻醉、儿童及不合作者全身麻醉。

【手术方法】

1. 晶状体脱位入前房的手术方法　如晶状体已经脱入前房,术前应首先缩瞳,以防手术时晶状体落入玻璃体腔内。对于晶状体嵌顿于瞳孔区,可先用复方托吡卡胺滴眼液充分散瞳并令患者俯卧,促使晶状体向前脱位。一旦脱入前房,应立即缩瞳,使晶状体留在前房。

作一穹窿为基底的结膜瓣，沿角膜缘切开角膜，范围160°，用晶状体圈匙伸于晶状体后面将晶状体托出，或压迫切口后唇，娩出晶状体。目前冷冻法摘除晶状体已较少采用。若前房有脱出的玻璃体，应作前段玻璃体切除。用10-0线缝合角膜缘切口。

2. 晶状体半脱位或半下沉的手术方法　术前散瞳便于晶状体娩出，压迫眼球，使眼球软化，以防术中玻璃体脱出过多。按上述方法在晶状体脱位的对侧做切口，如晶状体向鼻下方移位，切口应选在颞上方。切口范围160°，选较小号的晶状体圈匙，伸入晶状体后面将晶状体托起，此时亦可用斜视钩或者虹膜恢复器在角膜切口的对侧轻轻压迫角膜，帮助晶状体娩出。有玻璃体脱出时应行前段玻璃体切除。

3. 晶状体脱位入玻璃体腔的手术方法　如脱位的晶状体相对比较固定，且长期无刺激症状，可不必取出；相反，如晶状体在眼内活动度过大，且有明显刺激症状，则应立即手术取出，如合并晶状体囊膜破裂，则无论刺激症状有无都应尽快取出。方法如下：

(1) 玻璃体切除设备切除：采用平坦部切口闭合式玻璃体切除的方法行玻璃体和晶状体切除，切除时要适当加大吸力。该方法适用于年轻无核或核硬度较低的年轻患者。

(2) 晶状体超声粉碎切除术：若患者年龄较大伴晶状体核较硬，用玻璃体切割头切除有困难时，可在玻璃体切除的过程中，用超声粉碎头伸入玻璃体腔将晶状体核超声粉碎后吸除。必要时使用重水将晶状体浮起远离视网膜表面操作更为安全，但注意手术结束时将重水置换干净。

4. 晶状体脱入睫状体上腔的手术方法　这种情况比较少见，当眼球受挫伤后视力下降明显，晶状体缺如且眼压极低时，应当怀疑该病。必要时术前完善 UBM 检查，明确晶状体脱位的位置。手术方法为：在晶状体脱位的相应部位，做角膜缘为基底的巩膜瓣，然后在角膜缘后 1mm 处切开深层巩膜至睫状体上腔，暴露完整的晶状体，尽量在不损伤晶状体囊膜的前提下将晶状体取出。术后注意眼压的变化。

5. 晶状体脱位于结膜下的手术方法　脱位的晶状体可经结膜切口摘除。但应注意探查巩膜伤口，并给予缝合修复。伤口接近或超过角膜缘后 6mm 者，应注意是否有同时损伤视网膜的情况发生。

（刘敬花）

第二节　人工晶状体损伤

【概述】

人工晶状体（intraocular lens，IOL）损伤主要为 IOL 脱位或半脱位，是 IOL 植入术后较为严重的并发症。脱位的 IOL 不仅可直接损伤眼内组织，还会导致诸多并发症。IOL 脱位多发生于后房型 IOL 植入术后，前房型 IOL 脱位很少见。据统计，后房型 IOL 脱位的发生率在 0.2%~3.0% 不等，脱位可发生于术中，也可发生于术后数年内的任何时间。

后房型 IOL 半脱位时，根据其脱位的位置和方向，可表现为瞳孔夹持综合征、挡风玻璃刮水器综合征、东西综合征、日落综合征及日出综合征等。全脱位则主要脱入玻璃体腔。

【病因】

1. 手术操作不够熟练　截囊不完全，导致前房内较大囊膜片牵制 IOL 襻；术中操作不当，导致悬韧带断裂、后囊膜破裂；周边晶状体皮质残留挤压 IOL 襻及晶状体偏斜；IOL 不对称植入，一条襻植入囊袋内，另一条襻位于睫状沟。

2. 术后并发症导致的 IOL 半脱位或脱位　如囊袋收缩综合征、术后脱入前房的玻璃体或者严重炎症渗出膜机化、收缩牵拉导致 IOL 襻变形甚至断裂。

3. 外伤　各种眼球钝挫伤或者开放性眼球损伤直接造成 IOL 襻异位、断裂或后囊破裂破损导致半脱位或全脱位。

4. 缝线问题　悬吊 IOL 缝线选择不当，缝线松脱、断裂或降解等。

5. 玻璃体切除术中损伤晶状体囊膜及悬韧带,导致其对 IOL 的支撑力量减弱。

6. IOL 本身的质量问题 如两襻不对称、长短不等、弹性不均匀等造成的偏位或由于囊袋受力不均,剧烈运动或轻微撞击后出现囊膜破裂,导致 IOL 半脱位或脱位。

【治疗】

IOL 脱位后根据其对视力的影响,决定是否需要行整复手术,手术可分为半脱位复位和全脱位复位两种手术方式。

1. 人工晶状体半脱位复位术

(1) 适应证:各种 IOL 植入术后光学中心偏离瞳孔区,但在散瞳后仍可以看到部分 IOL 光学部。

(2) 相对禁忌证:3 岁以下的儿童,特别时外伤后 IOL 偏位或者夹持,只要有矫正视力,手术需慎重。个别患儿经多次手术仍不能解决的暂观察;高龄、体弱、无单眼复视者;角膜内皮计数低于 800/mm^2。

(3) 手术方法

1) IOL 向下方半脱位:多见于下方囊膜破损,术中未发现或虽已发现,植入后未见偏位;也可由于角膜直径大,IOL 襻直径相对小,术前估计不足,术后发生"落日"现象(图 8-3)。如已影响视力或出现复视,则需要手术调整,调整于睫状沟还是缝线固定 IOL 襻取决于手术前和手术中

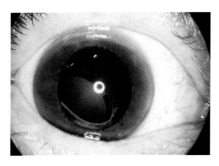

图 8-3 人工晶状体向下方脱位

检查晶状体前囊膜和后囊膜残留的情况。

2) IOL 向上或者其他方向半脱位：多见于上方或鼻颞侧囊膜破损，术中再次检查囊膜残留的范围和程度，决定缝线再次固定或者睫状沟固定，必要时将原来的人工晶状体取出，缝合固定新的直径较大的 IOL。

2. 人工晶状体全脱位复位术　后房型 IOL 全脱位于玻璃体腔内，原则上应该取出，重新固定原位或更换适合的 IOL，根据后囊存在的大小的范围，决定后房 IOL 的类型。

手术采取闭合式玻璃体手术，将 IOL 取出，酌情重新缝合固定于睫状沟内，根据具体情况可使用原脱位的 IOL 或者更换未缝合固定用的 IOL。术中注意避免二次视网膜损伤，同时详细检查周边视网膜情况，必要时给予相应的处理。

(1) 适应证：超声乳化术后囊膜破裂；人工晶状体眼外伤后；晶状体悬韧带松弛，囊袋一并脱位于玻璃体腔；人工晶状体缝合术后缝线松脱；高龄、体弱的患者，可直接植入前房型人工晶状体，而不取出脱位的人工晶状体。

(2) 相对禁忌证：高龄、体弱患者，脱位的人工晶状体位置稳定；角膜条件不好，内皮细胞计数低于 $800/mm^2$；继发青光眼，眼压控制不理想或者眼底有病变者；手术植入人工晶状体后，矫正视力不理想或眼底有病变者；高度近视眼，植入负度数的人工晶状体；较小的儿童，特别是外伤后眼前段结构异常的患者。

(3) 手术步骤：采取闭合式玻璃体手术，将脱位的人工晶状体取出，酌情重新缝合固定于睫状沟内，根据具体的情况可以使用原脱位的人工晶状体或者更换专为巩膜固定用的人工晶状体。

1) 采用睫状体平坦部三切口，闭合式玻璃体切除手术方法。

2) 预置或不预置 12 点角巩膜缘板层切口，长 5~6mm。

3) 切除玻璃体过程中，若脱位的人工晶状体未接触视网膜即处于游离状态，则用眼内视网膜镊或者异物镊，夹住人工晶状体光学部，送入前房，切开上方原切口或角巩膜缘切口取出。若人工晶状体已完全落入后极部，需切除至后部玻璃体，注入重水或黏弹剂，将人工晶状体浮起后夹出。

4) 缝合切口，继续处理玻璃体，取出重水以及黏弹剂，检查眼底情况，若无病变，将原人工晶状体植入睫状沟或更换人工晶状体行巩膜层间固定、重新缝合固定。

3. 并发症

(1) 出血：可通过提高灌注或者用电凝止血。

(2) 视网膜损伤：人工晶状体襻与视网膜粘连，摘取时牵拉导致视网膜损伤如视网膜裂孔或脱离，及时发现，继续完成玻璃体视网膜手术，一般暂不植入人工晶状体。

(3) 人工晶状体襻折断：特别是虹膜型人工晶状体襻脆易折断，若后囊存在则不影响使用，否则需要更换新的人工晶状体。

4. 注意事项

(1) 人工晶状体脱位后屈光间质透明者，首先作屈光检查，若矫正视力不佳，取出后则不考虑植入人工晶状体，单眼患者可考虑直接配戴框架眼镜或者角膜接触镜。

(2) 术前屈光间质混浊需充分了解患者植入人工晶状体后最佳矫正视力，视力好且眼部条件允许，可考虑将原人工晶状体取出后重新植入，术中根据具体情况灵活掌握。

(3) 人工晶状体脱位于玻璃体内，相当于一个较大的非磁性眼内异物，夹取时需特别小心，夹住光学中心同时注意两个襻的关系，可先送至虹膜表面做支撑，再切开取出。原人工晶状体可以继续使用。若周边囊膜可以支撑，可将 IOL 插入睫状沟，视患者眼部情况决定是否行缝合术。

（刘敬花）

第九章

玻璃体外伤

【概述】

玻璃体(vitreous body)是透明的凝胶体,主要有纤细的胶原结构和亲水的透明质酸组成。玻璃体的容积约4ml,构成眼内最大容积。玻璃体周围由视网膜内界膜构成后部不完整的基底层。连接视网膜的玻璃体厚约100~200μm,称皮层玻璃体。在晶状体和周边视网膜之间,前部的皮层凝胶暴露于后房的房水。晶状体后的玻璃体前面的膝状凹,又称"环形膈"。玻璃体与视网膜附着最紧的部位是侧面的玻璃体基底部,其次是后面的视盘周围、中心凹部和视网膜的主干血管。

玻璃体在眼内具有很重要的作用:玻璃体是眼内屈光间质的主要组成,具有导光作用;玻璃体为黏弹性胶质,对视网膜具有支撑作用,具有缓冲外力及抗振动作用;玻璃体构成血—玻璃体屏障,又称视网膜玻璃体屏障,能阻止视网膜血管内的大分子进入玻璃体凝胶;正常玻璃体能抑制多种细胞的增生,维持玻璃体内环境的稳定。

玻璃体是凝胶体,玻璃体的主要分子成分是胶原和透明质酸,玻璃体胶原80%为Ⅱ型胶原,Ⅳ型胶原交联于胶原纤维的表面,Ⅴ/Ⅺ型胶原组成玻璃体胶原纤维的核心部分。透明质酸存在于胶原纤维网的空隙中。玻璃体中的胶原纤维和透明质酸分布不均,在基底部分密度最高,玻璃体后皮层、中央部玻璃体与近前皮质的区域内含量少,故液化常从中央部开始。玻璃体液化是玻璃体最常见的病理改变,随着年龄的增长,胶样玻璃体逐渐减少,液化玻璃体增加,首先表现为第一玻璃体的 Cloquet 管逐渐由直线状变为弯曲的"S"形。由于透明质酸的解聚、浓缩及水的析出,开始有数个液化腔。随着透明质酸解聚过程继续进行,液化腔逐渐扩大,或小的液化腔合并,形成中央大的液化腔。轻者仅在玻璃体中央液化,严重和广泛液化时,除可形成不规则的空腔外,有时仅在视网膜面残留胶体状玻璃体的薄层,最后,正常玻璃体结构完全消失。玻璃体液化亦可从后部分开始,以致玻璃体向前收缩,而产生玻璃体后脱离。玻璃体液化的同时,玻璃体胶原纤维也发生变化,聚集浓缩而形成玻璃体混浊。年龄的增加或者高度近视患者,都容易出现玻璃体液化,患者可以自觉眼前有小黑影飘动,只要无视网膜的牵拉裂孔,患者无需干预,只需定期检查眼底即可。

一、外伤性玻璃体液化

【发病机制】

除了年龄因素和高度近视外,外伤、无晶状体眼、玻璃体丢失均可使玻璃体产生液化改变。眼外伤可致玻璃体改变,眼内异物、血液、炎症、超声波均可使玻璃体内的透明质酸分子退化或沉着,胶原纤维的改变和聚集,使玻璃体形成空隙并被房水充填而形成玻璃体液化。眼内异物穿通眼球的途中和周围的玻璃体可产生液化带,裂隙灯检查可见异物的入口至异物存留处有一退化的玻璃体液化区域。在手术中,有的非磁性异物未被纤维机化包裹时,切开眼球壁,异物可随液化的玻璃体溢出,而成形的玻璃体可被推回。

严重的眼外伤可产生胆固醇结晶沉着症,又称闪辉性玻璃体液化。外伤后大量或反复出血,玻璃体内充满较多彩色的胆固醇结晶,由于玻璃体正常结果完全丧失,玻璃体高度液化,其结晶因重力关系而沉积于玻璃体下方,可随眼球运动而浮起,待眼球静止后又沉于下方。结晶还可进入前房,量多时可阻塞房角而产生继发性青光眼。

【治疗】

闭合性眼外伤所致的玻璃体液化,如果没有引起视网膜裂孔,无需治疗,只需定期检查眼底。闪辉性玻璃体液化如果引起继发性青光眼,则需治疗,具体治疗方案视病情而定。穿通性眼外伤所致的玻璃体液化，需要首先对于穿通伤进行缝合，再根据眼内损伤情况制定下一步的治疗方案。

二、外伤性玻璃体脱离

【发病机制】

玻璃体占据眼球后部 4/5，前方与晶状体及悬韧带相接，侧面支持着睫状体及视网膜，并与晶状体、黄斑及视网膜血管紧密接触，在睫状体、锯齿缘及视盘周围、视网膜与玻璃体牢固附着，按其结构与密度不同分为玻璃体后皮质（靠近视网膜）、中央皮质及中央管。玻璃体后皮质厚 2~3mm，由致密的薄膜组成，与玻璃体后皮质表面平行，该部位的玻璃体皮质中有低密度区，此区是玻璃体皮质薄弱处，易产生玻璃体裂洞。玻璃体膜实际上是表层皮质浓缩增厚的部分，并非真正的膜，但习惯上称为玻璃体膜或玻璃体面，有重要的临床意义。以基底部为界，基底部以前称为前玻璃体面或前玻璃体，以后的称为后玻璃体面或后玻璃体，二者之间为玻璃体基底部。玻璃体基底部宽 3~4mm，呈环形，其范围为锯齿缘前 1~2mm，锯齿缘后 2~3mm，与睫状体平坦部及锯齿缘粘连紧密。此处随年龄的增长向后扩展，年龄越大，向后与视网膜粘连越紧，眼内一般牵拉力量不能使其分离，即使严重眼外伤也不会脱离，若严重眼外伤或手术强大拉力的作用使基底部撕脱，睫状体上皮及视网膜可同时被撕破而造成锯齿缘断离或视网膜脱离。眼外伤后在此处形成增生性病变，称为前部增生性玻璃体病变。

【分类及临床表现】

玻璃体与视盘周围视网膜粘连紧密，它附着在视网膜的内界膜上，玻璃体发生后脱离时此处往往最后脱离。玻璃体脱离分为玻璃体上脱离、玻璃体前脱离和玻璃体后脱离 3 种。

1. 玻璃体上脱离　系重力作用将眼球上方的玻璃体胶原纤维拉下而形成。应用前置镜在裂隙灯下可见到玻璃体上方均一的呈"U"形液化腔，腔缘可见到灰白色玻璃体膜,可随眼球运动而活动,偶尔玻璃体上脱离可以广泛扩展,甚至从锯齿缘至视盘上方,整个玻璃体塌陷面落入玻璃体腔前下方。

2. **玻璃体前脱离**　眼球钝挫伤所致的眼球突然凹陷、虹膜睫状体炎以及老年人均可发生,年轻人严重的眼球穿通伤者易常引起玻璃体前脱离。裂隙灯检查可见玻璃体板层分离,在晶状体与玻璃体之间有一光学的空间。有一些外伤性晶状体全脱位及半脱位的患者,可发生玻璃体及玻璃体基底部前的脱离。此时可见前部玻璃体视网膜不完全脱离,玻璃体前脱离可能是外伤或者炎症后玻璃体变性、假膜牵引所致。

3. **玻璃体后脱离**　系玻璃体基底部以后的玻璃体与视网膜的分离。在生理及病理情况下,玻璃体可以和视网膜任何部位产生粘连,若附着点或粘连处二者产生分离,为玻璃体后脱离。玻璃体后脱离多见于外伤后玻璃体变性,由玻璃体机化形成。首先是玻璃体中出现小的液化腔,裂隙灯检查表现为光学空间区,此区逐渐扩大或相邻的多个小腔合并成大的液化腔,在靠近玻璃体膜处可穿破,液化的玻璃体可达玻璃体腔后面形成玻璃体脱离,亦可经视盘前方的皮质裂洞进入玻璃体膜的后方而使玻璃体膜与视网膜分离。另外,玻璃体变性、出血、炎症及玻璃体增生、玻璃体表面"缩短",加之基底部玻璃体附着牢固,玻璃体收缩时,将玻璃体后表面拉向前而使之与视网膜分离,液化玻璃体可突破后皮质进入玻璃体后间隙而产生玻璃体后脱离。

65岁以上的老年人中约有65%的人有玻璃体后脱离。机械性眼外伤可加速原来存在的玻璃体视网膜老化现象。少数由于后玻璃体在视网膜及视盘粘连松弛的情况下,穿通伤后可产生玻璃体全脱离或漏斗状的玻璃体后脱离。另外,眼球穿通伤合并玻璃体丢失者,可发生不典型的完全性或不典型的部分性玻璃体后脱离。

玻璃体后脱离多突然发生,如果伴有出血的玻璃体后脱离,应考虑到是否有视网膜撕裂,局限性玻璃体膜下出血可能合并视网膜部分脱离。如果出血累及眼底下半部分,则出血通常呈袋状沉积;如果出血累及眼球上半部分,则出血可在脱离玻璃体部分的表面扩展。

玻璃体后脱离患者主觉有飞蚊症及闪光感。飞蚊症的产生有 2 种原因:脱离的后玻璃体皮质上附着的、从视盘周围撕脱的胶原组织在视网膜上的投影;与玻璃体粘连的血管被撕破而发生的出血。闪光感是由于脱离的玻璃体随眼球运动后牵拉视网膜或是脱离的玻璃体对视网膜撞击后的一种刺激症状。玻璃体后脱离患者行检眼镜或裂隙灯检查时,可见视盘前下方玻璃体中有环形的、絮状或片状的混浊物。

【治疗】

玻璃体后脱离常伴有视网膜裂孔形成,尤其是眼外伤后玻璃体积血不能看清眼底,应作 B 超检查或待出血吸收后应用直接检眼镜、间接检眼镜等作详细检查眼底,尤其应注意周边视网膜有无裂孔及视网膜脱离,以便及时治疗或手术。

三、外伤性玻璃体疝

【病因】

玻璃体疝亦可称玻璃体内脱出,系玻璃体经瞳孔进入前房,常见于白内障囊内摘出、无晶状体眼、晶状体囊膜切开术、晶状体全脱位或半脱位、白内障针吸术、白内障囊外摘出术或眼球挫伤等。

【发病机制】

由于白内障手术或外伤、晶状体摘出前后囊破裂、前后房压力失去平衡,玻璃体前移,前界面失去支持,前面原有的凹陷消失,而玻璃体向前突出,经瞳孔到达前房并成为前房疝嵌入瞳孔中间。

【临床表现】

若前玻璃体膜完整,裂隙灯检查时可见瞳孔区及前房有囊状透明的胶样体,表面光滑,界限清晰,有时表面可见散在色素,并随眼球运动而颤动。若为小瞳孔,则在瞳孔处可见狭窄的颈部与前房玻璃体疝及后部玻璃体相连,而前房玻璃体呈圆形或不规则的透明珠。若玻璃体前膜已破,可见一玻璃体塞穿过玻璃体膜,或有絮样纤细或透明膜样的玻璃体在前房内飘动,此类玻璃体是退变了的玻璃体与房水的混合物,由于无疤蹼包裹,故接触角膜后对角膜内皮层、后弹力层均无害,不必手术处理。

玻璃体疝最常见的并发症有:①瞳孔阻滞:当玻璃体疝嵌于瞳孔并与瞳孔缘紧贴,玻璃体与虹膜后粘连,前后房水流通阻断,房水在后房蓄积,眼压增高而产生无晶状体眼瞳孔阻滞性青光眼;②玻璃体与角膜粘连:初发生的玻璃体疝经过处理可促使玻璃体膜后退,粘连自行消退,如果时间过久,玻璃体和角膜接触粘连,角膜内皮的正常功能破坏,内皮细胞变性,由于角膜与玻璃体之间的渗透压差,使玻璃体中的水分渗入角膜基质引起角膜水肿、混浊、后弹力层皱缩,新生血管形成。由于角膜渗透压增加,角膜上皮局限隆起,形成大泡性角膜病变,同时角膜内皮亦消失,使玻璃体膜与角膜后面牢固粘连;③黄斑囊样水肿及视网膜裂孔形成:玻璃体疝可引起玻璃体前移而发生玻璃体后脱离。另外,玻璃体疝可产生玻璃体的颤动,引起玻璃体对黄斑部视网膜牵拉以致产生黄斑囊样水肿,玻璃体对周边视网膜牵拉可形成视网膜裂孔,进而发生视网膜脱离。

【治疗】

无症状的玻璃体疝,前房深度正常,玻璃体未和角膜接触,眼压不高,可不进行特殊处理。若发生了瞳孔阻滞性青光眼,可行强力散瞳剂结膜下注射,结膜下注射糖皮质激素以减轻炎症反应,亦可用噻吗洛尔、酒石酸溴莫尼定、布林佐胺等降眼压眼药水滴眼,口服醋甲唑胺或静脉滴注甘露醇等以降低眼压,药物不能奏效而有瞳孔缘玻璃体粘连者可行手术,分离前玻璃体及虹膜的粘连,抽取玻璃体或做虹膜周边切除。玻璃体角膜内皮粘连者,可行前段玻璃体切除。角膜混浊、玻璃体源性角膜病变者可行角膜移植。

四、外伤性玻璃体脱出

【病因及临床表现】

玻璃体脱出常见于眼球穿通伤。小量的玻璃体脱出可见有圆形黑珠样突起，大量玻璃体脱出可使眼球塌陷，若未发现或未行处理而闭合伤口，则可发生玻璃体的嵌顿。玻璃体脱出嵌顿可产生一系列的并发症，最常见的是：

1. 伤口愈合延缓 在角膜穿通伤缝合术时，玻璃体嵌顿于切口中，形成一条眼内到伤口的通道，经常受刺激，反复炎症则使伤口愈合延缓。

2. 瞳孔上移 玻璃体脱出后瞳孔则向脱出的方向移位，轻者瞳孔可偏离中心，重者上方虹膜不可视及，瞳孔呈"U"形或梨形，更重者瞳孔下缘被拉到 12 点时角巩膜缘，以致不能视及瞳孔。

3. 眼内炎症反应 玻璃体嵌顿后常产生慢性炎症，可产生前玻璃体混浊，玻璃体收缩、机化条索，更重者可产生玻璃体炎，甚至发生严重的眼内炎。

4. 房角闭锁 玻璃体脱出或嵌顿使瞳孔上移，虹膜被挤向房角，因炎症而使房角闭锁，并可由局部发展为严重的环形房角粘连，最终导致视力丧失。

5. 角膜水肿混浊 嵌顿的玻璃体常与角膜内皮粘连，加之炎症的刺激，使角膜失代偿，可在术后 24~48 小时发生角膜水肿，后弹力层皱褶及角膜混浊。

6. 视网膜撕裂及脱离 玻璃体嵌顿于伤口时，裂隙灯检查可见玻璃体呈扇形牵引及机化条索形成，最后可导致视网膜的撕裂及脱离。

【治疗】

玻璃体脱出，应尽早彻底清除嵌顿于伤口的玻璃体，并密闭伤口。有视网膜撕裂及视网膜脱离者，应行玻璃体切除及视网膜复位术。

五、外伤性玻璃体积血

眼球直接暴露于外界，易受伤害，特别是机械性眼外伤，可造成眼球内的损伤。严重眼外伤导致的眼内各组织损伤，后果往往很严重。最常见的玻璃体外伤表现为玻璃体积血、玻璃体异物、玻璃体炎症。玻璃体异物和玻璃体炎症分别在第十六章眼异物伤和第十七章眼内炎的章节中详细论述，在此不再赘述。本章重点讨论外伤所致玻璃体积血的治疗。

【病因】

外伤所致玻璃体积血的常见原因有以下几种：

1. 眼球钝挫伤引起玻璃体积血　眼球钝挫伤是由机械性的钝力直接伤及眼部，造成眼组织的器质性病变及功能障碍，但不引起眼球壁破口。钝挫伤除了在打击部位产生直接损伤外，钝力通过在眼内和球壁的传递，也会产生间接损伤。挫伤使睫状体、视网膜或脉络膜的血管破裂引起出血，流入玻璃体内，即引起玻璃体积血。钝挫伤所产生的玻璃体积血容易使玻璃体变性液化、纤维增生、组织粘连、形成牵拉性视网膜脱离。

2. 眼球穿通伤引起玻璃体积血　眼球穿通伤引起巩膜、葡萄膜、视网膜破裂，可引起玻璃体大量积血。眼球穿通伤所致玻璃体积血的预后与外伤的性质、部位和最初损伤的程度有关，是否发生视网膜脱离也是影响预后的重要因素。在实验性眼球穿孔伤所致玻璃体积血时，总是发生牵拉性视网膜脱离。病理检查发现，修复伤口的细胞会沿着玻璃体胶原束或视网膜表面向眼内增生，血液成分和以巨噬细胞为主的炎症产物，是刺激眼内细胞增生的主要原因。增生的细胞具有收缩能力，能牵拉视网膜造成视网膜脱离。同时发生的玻璃体后脱离和视网膜前膜形成，对牵拉性视网膜脱离的产生也有一定作用。

3. 眼球贯通伤所致玻璃体积血　眼球贯通伤是指眼球结构被完全贯穿，即一个物体通过角膜或者巩膜进入眼内，穿过整个眼球，从另一侧的巩膜穿出。从后部穿出伤口的纤维血管组织增生，并由此引起严重的牵拉性视网膜脱离，是眼球贯通伤视力预后差的主要原因。动物实验证实，伤后 7 天时后部巩膜伤口由成纤维细胞封闭。1~2 周内，沿玻璃体伤道的细胞增生非常活跃。玻璃体手术的主要目的是阻止这一病理过程的发展。手术时机以伤后 7~14 天为宜。这主要是根据病理研究发现的后部巩膜伤口愈合的情况而决定的。因为前部的进入伤口可以作初期缝合，但后部的出口则很难暴露和缝合。勉强试图暴露并缝合，可能引起过度的牵拉眼球和视神经，甚至迫使眼球内容物溢出。并且,伤后早期作玻璃体切除往往引起眼内液体从后部伤口流出,眼压难以维持,给手术操作带来很大困难。

4. Terson综合征(蛛网膜下腔玻璃体积血综合征)急性颅内出血可引起玻璃体、内界膜下或玻璃体后出血。通常有明确的颅脑外伤及短暂的昏迷病史,无眼外伤史及眼部本身出血的疾病。机制尚不清楚,可能的原因有:①蛛网膜下腔出血直接突破软脑膜进入视神经,再从筛板漏出进入玻璃体腔;②颅内压的突然升高,压力传递到视网膜血管,使视网膜静脉破裂而出血,导致内界膜与视网膜的分离劈裂;③眼内静脉压急剧升高,造成视盘周和视网膜血管破裂。约2/3的蛛网膜下出血伴有眼内出血,约6%有玻璃体积血。玻璃体积血与蛛网膜下腔出血可同时或先后发生。Terson综合征多见于30~50岁,也可以发生于任何年龄。少有视网膜脱离,最常见的并发症是视网膜前膜和黄斑前膜,对于Terson综合征的诊断通常需要有完整的病史采集、神经影像学检查、脑脊液检查和眼科B超检查。

【临床表现】

玻璃体积血若来自视网膜血管的出血,则积血常局限于视网膜和玻璃体之间,为前界膜下出血,亦称为视网膜前出血。此种血液多不凝固,呈舟状,有液平面,并可随头位而改变其液平面,出血量增多后可向前侵延,但不超过玻璃体基底部后缘,检眼镜检查时周边眼底多能视及。若出血突破前界膜而进入玻璃体后,则迅速凝固而呈球形或固定的形状。新鲜大量积血呈鲜红色,眼底有红光反射;若为致密多量的积血,红光反射可消失,随着时间的进展,积血由鲜红色变为黄色或尘状,最后成为灰色的膜。

玻璃体积血,可使玻璃体浓缩、凝聚、液化和后脱离,同时对视网膜的支撑功能减弱或丧失。眼外伤后玻璃体积血可引起吞噬细胞浸润,该细胞释放出来的过氧化物阴离子自由基,对玻璃体基质及细胞成分的破坏作用很强。另外,血红蛋白和白细胞均有刺激眼内纤维增生的作用,可形成不同程度的玻璃体膜,膜的主要成分为大量巨噬细胞、成纤维细胞、新形成的胶原纤维及少量的色素细胞。玻璃体内的红细胞可产生变性,发展成血影细胞,进入前房后,阻塞小梁网而形成血影细胞性青光眼。

血液的吸收与出血量和部位有关,亦和玻璃体及周围组织健康状态有关。正常的玻璃体能促进凝血,因为正常玻璃体的胶原能激活血小板使之凝聚,正常玻璃体破坏后,血液不能凝聚而向周围扩散,有利于血液从玻璃体中清除。前界膜及液化玻璃体中积血易于吸收,正常凝胶玻璃体中积血难以吸收。外伤性玻璃体积血吸收一般需要1~24个月,平均为8个月。

【诊断】

外伤所致玻璃体积血通常有明确的外伤病史。玻璃体出血量大时整个眼底均不能窥见,依据症状和眼底检查进行诊断。应对患者进行双眼眼底检查。眼底不能窥见时应行 B 型超声波检查,可见玻璃体内出血呈密集点状、团状或条索状中低回声,并可判断有无视网膜或脉络膜脱离及玻璃体后脱离。也可令患者头高位卧床休息两天以后,再行眼底检查。

【鉴别诊断】

1. 增生性糖尿病视网膜病变 患者有明确的糖尿病病史,对侧眼眼底检查可见糖尿病视网膜病变。

2. 视网膜中央静脉(central retinal vein occlusion,CRVO)或分支静脉阻塞(branch retinal vein occlusion,BRVO)患者常有高血压、高血脂病史,眼底检查可见有大量沿血管走行分布的片状或火焰状出血。如眼底不入,可通过病史进行初步判断。

3. 视网膜静脉周围炎(Eales 病) 多发生于 20~40 岁的男性病人,其特征是双眼反复发生视网膜及玻璃体积血,最初病变在视网膜的周边部,出血量少时常无症状,量多时血液进入玻璃体,患者会仅感到眼前有黑影飘动。病情进一步发展,大量玻璃体积血时,视力急剧下降,甚至引起视网膜脱离而致失明。

4. 视网膜裂孔所致玻璃体积血 视网膜裂孔如果损伤到视网膜血管可出现玻璃体积血,出血量少时可根据病情采用激光封闭裂孔，出血量大时需采用玻璃体切除术治疗。

【治疗】

外伤性玻璃体积血者首先应恰当处理眼球外伤。少量出血，开始局限，然后散开，可自行吸收。可嘱患者半卧位多休息、双眼包扎眼球制动促进积血吸收。目前关于药物治疗是否能加速玻璃体积血的吸收，尚无确切的证据，临床常见使用云南白药等活血化瘀中药。

如果玻璃体积血量大无法自行吸收、有黄斑损伤、脉络膜破裂或视网膜脱离时，影响视力恢复，需要手术治疗。玻璃体切除术是治疗外伤性玻璃体积血的有效方法，手术原则见后续章节。

六、外伤所致玻璃体积血的手术治疗基本原则

外伤所致玻璃体积血可在合适的时机行玻璃体切除术，通过手术可以达到以下目的：①切除损伤的玻璃体和玻璃体后皮质，以减少细胞增生的支架结构；②切除玻璃体积血及炎性产物，以减少刺激细胞增生的因子；③同时使眼内介质保持透明，便于处理视网膜的或其他的合并症；④也能促进视力的恢复；⑤清除可能存在的致病微生物；⑥切除已增生形成的细胞性膜，解除对视网膜的牵拉，促使视网膜复位；⑦切除和松解视网膜嵌顿等。因此，玻璃体切除术对眼外伤的治疗具有至关重要的作用，且有其自身的特点。

1. 玻璃体切除术的适应证　无吸收趋势的玻璃体积血、机化；玻璃体积血合并视网膜裂孔及视网膜脱离等。

2. 玻璃体切除术的相对禁忌证如下：

(1) 角膜显著混浊水肿，多发细小异物，密集成簇布满角膜，无法看清眼内情况。有条件应用眼内镜或临时性人工角膜可克服这一难题。

(2) 视网膜大量增生性改变、陈旧性视网膜脱离呈闭合漏斗者。

(3) 无光感或视功能极差、眼压低、眼轴短、明确的眼

球萎缩、保留眼球外观困难者。

（4）高龄、严重的糖尿病、高血压、心功能欠佳等体弱不能承受手术或不能保持术后俯卧体位者。

3. 玻璃体手术时机的选择　手术时间一般在伤后两周左右，但有些情况必须尽早手术，如眼内炎、穿孔伤、有反应的铁质异物、晶状体与玻璃体混合在一起、玻璃体混浊合并视网膜脱离，大范围的巩膜裂伤合并玻璃体丧失，致密的玻璃体积血等。手术时机与损伤的轻重、部位、玻璃体积血的多少等因素密切相关，很难用单一明确的时间来限定。例如年轻患者玻璃体健康，出血量又大，也许伤后一周即可发生严重的玻璃体机化。因此目前认为用玻璃体机化程度来决定手术时机也许相对更客观一些，即应选择在增生性玻璃体视网膜病变（PVR）发生之前进行手术。

（1）钝挫伤玻璃体积血：无视网膜脱离，观察 1~3 个月不吸收，显著影响视力则应考虑手术治疗。观察过程中如有玻璃体机化趋势或 B 超显示视网膜脱离应及时手术。

（2）穿通性眼外伤玻璃体积血：大量的临床实践表明，穿通性眼外伤出血患者在炎症稳定、角膜条件允许时应尽早手术，一般在伤后 2~4 周。拖延手术可引起多种并发症，如纤维增生、条索牵拉、视网膜脱离皱缩、异物包裹等，严重影响预后。

（3）穿通性眼外伤伴眼内异物：铜、铁等金属异物及有机异物可导致眼内炎症或其他并发症，如铁质沉着症、铜质沉着症、增生性玻璃体视网膜病变、视网膜脱离等，有时因诱发交感性眼炎危及健眼，应及早手术取出。其他性质的异物如石块、玻璃、塑料等，若异物不大，玻璃体混浊不明显，不必手术；若异物较大，且活动度大，或伴有中重度玻璃体混浊不吸收，应适时手术，切除混浊玻璃体，取出异物。

（4）眼内炎：眼内炎可根据穿孔伤的程度选择手术时机。若炎症来势凶猛，发病 12~48 小时即出现前房积脓、玻璃体混浊，经局部和全身用药、前房冲洗、玻璃体注药等，炎症仍无明显减轻，很快反复，前房积脓再次出现，眼底无红光反射,玻璃体高度混浊,无动度,瞳孔可呈灰蓝色反光,应及早行玻璃体或晶状体玻璃体切除,必要时填充硅油。若角膜水肿明显影响能见度,可先行玻璃体注药,适当延迟玻璃体手术,或在内镜下手术。如果眼内炎症状经治疗 24~48 小时后前房积脓吸收,玻璃体混浊物变得松散呈絮状,动度好,可以待炎症稳定后再行玻璃体手术。

4. 影响玻璃体手术预后的因素　伤眼的状况、伤势程度,医源性因素,术后处理,患者的配合等都会影响手术预后。

(1) 伤眼因素:损伤类型、所累及部位、破裂伤还是穿通伤、伤口部位、是否有眼内炎症、是否有异物存在、玻璃体积血情况、增生活跃程度、伤后视力视功能情况都直接影响预后。眼前部损伤一般预后较好。角膜裂伤或前巩膜裂伤,若有玻璃体外溢,视网膜嵌塞脱离或合并大量脉络膜上腔出血,眼压很低,无光感,预后往往较差。伤口大且靠后,贯通伤等预后均不理想。单纯玻璃体积血预后较好,如合并视网膜出血,则视力预后欠佳。异物损伤时,异物的性质、大小、入路部位、落点位置,着落过程中损伤的部位,是否为贯通伤,是否感染炎症,都直接影响眼球的命运。眼内炎者,细菌性眼内炎适时进行玻璃体切除手术,配合药物治疗,多数可以有效控制炎症,保留眼球,保存不同程度的视力。真菌性眼内炎预后远不如细菌性眼内炎。玻璃体视网膜增生活跃或眼内长期存在慢性炎症,也可使得手术治疗后比较好的眼球出现恶性逆转。

(2) 医源性因素:包括手术时机、手术方式的选择,手术规模及异物摘除的设计等。手术时机的选择是否适当,对预后影响很大。一旦发现金属异物应尽快手术取出,延误可导致眼内炎症、异物包裹、牵拉性视网膜脱离等并发症。一旦炎症不能控制,最终会导致眼球萎缩。手术规模的设计要恰到好处,规模过大会增加对眼球的创伤,有可能会适得其反。尤其应该重视对玻璃体切除的范围,基底部的处理,环扎及填充物的选择,视网膜切开及切除适应证和原则的掌握。不适当的视网膜切开及切除,会失去视网膜复位的机会。正确有效处理术中并发症,对手术预后起着至关重要的作用。

（3）其他：术后观察处理，术后护理，患者的配合对预后均有重要的影响。医生对病情观察仔细，及时发现并正确处理术后并发症，对术眼预后具有关键性的作用。相反，如不能及时发现及处理并发症，可能使本来预后较好的术眼恢复不佳，达不到预计的效果。患者的良好配合也是不可忽视的，如术后活动过大、过于剧烈，会引起出血，视网膜复位术后不能按照要求保持体位，很可能达不到预期的结果。

5. **外伤性玻璃体切除术的基本方法**　严重眼外伤是难治性眼病之一，玻璃体切除主要应用于玻璃体积血混浊、眼内异物、视网膜脱离、眼内炎及复杂眼外伤的联合治疗。可以消除玻璃体内的积血和机化组织，使屈光间质透明。可以在直视下取出异物，松解玻璃体牵拉，减少牵拉性视网膜脱离等并发症的发生，若合并视网膜脱离可同时做视网膜复位手术。可以实施外伤性白内障摘除、晶状体脱位伴严重玻璃体混浊等多联手术。外伤眼多合并角膜裂伤，伴有角膜水肿，爆炸伤还有多发异物和瘢痕，其眼底能见度低，无法在直视下进行手术，这时可以考虑使用临时人工角膜-眼后段手术-角膜移植联合手术的方式，这种手术方式可及时进行眼底病变治疗，也可起到增视作用，减少二次手术，但合并高眼压时应先控制眼压。儿童患者或角膜伤口愈合欠佳，角膜严重水肿的患者，人工角膜要慎重使用，在眼内镜下手术较为理想。另外角膜血染在1~2年后可以吸收，所以最好先选择在眼内镜下手术。

（1）单纯的玻璃体积血混浊：单纯的玻璃体积血混浊无机化牵拉形成，为增视目的进行手术治疗时，可仅切除中轴和周边部的玻璃体，尽量不骚扰基底部的玻璃体。因为在基底部玻璃体与锯齿缘部视网膜附着紧密，不必要的切除可能会造成锯齿缘部视网膜被牵拉出小裂隙状离断，未被及时发现者，术后可发生视网膜脱离。玻璃体切除后，玻璃体的结构和成分都有改变，炎性毒素和代谢产物被灌注液置换，周边部少量混浊玻璃体，术后通过药物治疗，可渐被吸收，对视力无明显影响。

切除的方法一般自前由玻璃体中轴部渐向后及周围进行,循序渐进,可以螺旋式向纵深,或层层深入,这样不必频繁调节显微镜焦距,效率高,玻璃体切割头最好不要频繁移动或抖动,这样会降低切除效率,甚至会不慎造成晶状体或视网膜的损伤。切除浓密玻璃体和机化块时可适当降低切速,加大吸引;接近视网膜时要高切速,低吸引;接近晶状体时,切割头刀口不要朝向晶状体后囊,以免直接或冲击波间接损伤晶状体。对晶状体后的混浊和膜状物,采用单吸法,将膜状物吸离晶状体后再切除。尽量先切断膜周边附着处,使附着于晶状体后囊的膜松弛后便于切除。晶状体后混浊膜切除困难时不必勉强,只要不影响后极部的观察与操作,残留部分膜并不影响术后恢复。视网膜前血池可以用笛针吹动,使其从视网膜表面浮起再吸出。在切除前部周边玻璃体时,需要用巩膜压迫器或虹膜复位器顶压巩膜,使周边玻璃体向中央靠近,以避免玻璃体切割头过分伸向对侧伤及晶状体后囊。

(2)玻璃体混浊合并视网膜脱离的治疗:视网膜脱离是严重眼外伤常见的并发症之一。视网膜能否复位,直接影响视力予后。外伤造成的视网膜脱离较原发性视网膜脱离复杂得多,角膜受损水肿、多发异物、混浊等可导致眼内能见度降低,大大增加了手术的难度。虽可在眼内镜下手术,因其缺乏立体视,要有适应过程。

外伤后牵拉性视网膜脱离表现各异,如角巩膜裂伤后玻璃体脱出时,视网膜被牵拉粘连至伤口处。有时视网膜重叠在一起,或集结成柱状,这种情况普通B超常不显示视网膜脱离,彩色多普勒超声检查则有利于诊断。前玻璃体增生膜可牵引视网膜向前移位,周边视网膜可向前折叠,粘连于睫状体表面,甚至在晶状体赤道部。有的视网膜被瘢痕牵引,形成僵硬的固定皱褶。有的伴有视网膜下出血,积血机化呈团块状。陈旧性视网膜脱离可见较多的增生条索或增生膜呈晾衣绳或餐巾环样改变。

玻璃体透明或半透明,能看到视网膜结构时,可先切除中轴部玻璃体,制作玻璃体后脱离,用光导纤维挡住脱离的视网膜或注入适量重水,以免因玻璃体的全周牵引,加重视网膜脱离,甚至造成不必要的视网膜损伤。当玻璃体混浊浓重,手术开始时看不到视网膜,可多层切除,逐渐向后部进行,边切边分辨组织结构,直至发现视网膜,再由此分离混浊的玻璃体与视网膜间的粘连。玻璃体与视网膜的粘连,钝性和锐性分离相结合,可用玻璃体切割头和光导纤维反向作用分离,可用玻璃体切割头吸引或用膜钩钩住机化膜,光导纤维向反方向按摩分离,全部松解视网膜。粘连不能分离时,采用草坪修剪式的方式进行切除。也可在玻璃体较疏松处切除,暴露部分视网膜,再由此向周围扩大,直至暴露出全部视网膜。

当视网膜脱离很高时,玻璃体腔操作空间很小,尤其是在保留晶状体的情况下,操作极不方便。这时可将玻璃体后脱离部分切除,明确后极部视网膜无裂孔后,注入适量重水,压迫脱离视网膜,降低视网膜高度,扩大玻璃体腔,再进行玻璃体切除及剥膜等手术操作。

在陈旧性角巩膜裂伤的病例,切除瞳孔区机化膜或后发障时,要小心分层进行,发现有视网膜前粘于瞳孔区机化膜上时,应钝性分离,将视网膜由机化膜上游离下来,同时辨别粘连视网膜的原方位及在玻璃体腔的位置,直至视网膜完全松解。

前移位的视网膜常有折叠部分,可先用钝性分离法将折叠部分松解开,若有晶状体则需要切除。分离使用玻璃体切割头或用带硅胶头的笛针,向后按摩折叠、前移的视网膜,僵硬不能展开的部分必要时可切除,但注意要尽可能少切。

若视网膜集结成柱状,这与原发视网膜脱离形成的闭合漏斗有所不同。外伤后的闭合漏斗是锯齿缘大部分或全部离断,视网膜集结于角巩膜伤口处,玻璃体腔完全消失。需要先从漏斗前端分离,用光导纤维和玻璃体切割头将粘连的视网膜从中间分离开,在分离开的间隙内注入重水,严密观察视网膜情况,若有机化条索或机化膜时应将其剥除或剪断,继续增加重水,形成玻璃体腔,直至视网膜充分展开。

对于巨大裂孔,裂孔边缘有卷曲,应将卷曲面的牵拉膜切除干净,恢复孔缘的柔软性,使其能够展平,孔缘僵硬部分,可以适当切除,但不要过宽过多。有的视网膜完全翻转,翻向一侧,遮盖视盘,与对侧视网膜粘连。这时首先要分清翻转部分的视网膜边缘,用带硅胶头的笛针或平铲式膜钩加以分离,分开部分可用光导纤维协助固定以便进一步分离。分离面积较大时,可注入重水逐渐将翻转的视网膜恢复到原位。

由于异物损伤或巩膜伤口玻璃体机化牵连,脱离的视网膜集结形成固定皱褶,甚至结成团块。集结或团块表面常附着有放射状或漏斗状的玻璃体机化膜,应予以切除,可残留基底部。对于残留基底部周围的视网膜皱褶,需先剥除皱褶间的视网膜前膜,再用玻璃体切割头或带有硅胶头的笛针,按摩每一个皱褶,使视网膜的粘连膜分离松解。皱褶打开后,视网膜如能复位,即不需要再做视网膜切开。如集结处视网膜皱褶不能松解,则须局部切开,达到松解展平视网膜的目的。

外伤性视网膜脱离常有视网膜下增生。视网膜下的增生膜和条索,若张力不大,不影响视网膜复位,不一定必须处理。若张力大,可根据条索和膜的位置,选择避开血管的部位,用锥针刺开一个小孔,用膜钩钩取,或用眼内镊夹住抽取。若造孔处有交叉条索,可先在交叉处电凝,再造孔,若粘连牢固或条索较长,可先剪断分次分段取出。避免因一次抽出牵拉太大而过多损伤视网膜,导致视网膜下出血。

大量的视网膜下出血可在视网膜下遗留厚实的机化物。无视网膜裂孔时可以不做处理,待其自行吸收。若有较大的裂孔时应尽量取出视网膜下积血,否则视网膜难以复位,可用玻璃体切割头切吸交替进行,最后激光光凝封闭裂孔,注入惰性气体或填充硅油。

七、玻璃体切除后处理

不论任何手术,术后的观察和处理都是十分重要的,应当把术后的观察和处理看作治疗的重要步骤。外伤玻璃体手术术后处理主要包括以下几方面。

1. **手术后体位** 未填充气体和硅油的患者无特殊体位要求,但要尽量安静休息,避免再出血,或伤口裂开。填充气体的患者多数需保持俯卧位,可根据裂孔或需顶压的位置以及气体的多少,相应改变头位,使裂孔或需顶压的部位位于最高位置。保持体位的时间视气体吸收情况而定。切忌仰卧,避免气体接触晶状体或角膜内皮,要安静,减少活动,避免气体滚动牵拉产生新裂孔。硅油填充者应保持俯卧位至少一周,以后根据硅油前界面的情况和眼底情况,决定低头或俯卧位的时间,直到取出硅油前不能取仰卧位休息,但可以侧卧位。

2. **手术后用药**

(1) 常规服用抗生素和糖皮质激素,必要时静脉给药。

(2) 炎症反应重者,可结膜下或半球后注射糖皮质激素。

(3) 第一次换药后不必包扎,只盖眼垫即可,但至少要盖 3~5 天,否则患者流泪时会用水或不洁净布擦拭。局部用药,主要包括抗生素类、激素类和散瞳剂等药物。填充硅油的无晶状体眼因虹膜弹性差或瞳孔括约肌不健康,一般不用阿托品散瞳,以防虹膜周切孔关闭。

(4) 适当应用促进神经细胞功能恢复的药物。

3. **手术后观察**

(1) 全麻患者应护理至清醒,填充气体或硅油的患者在清醒前应按麻醉医师的要求保持体位。

(2) 注意观察视力、视功能、眼压,尤甚是填充气体和硅油的患者。注意观察眼前节反应、眼底情况,术中用过重水的患者需注意有无重水残留,无晶状体眼重水进入前房可行前房穿刺取出。每日或至少隔日一次用间接检眼镜检查眼底,观察视网膜情况,裂孔有无封闭贴附,有无新的出血,有无脉络膜脱离等。如果发生任何异常,必须积极予以处理。

(3) 填充气体的患者应观察气体吸收的情况,根据气体在眼内的含量调整体位和头位,并确定是否需要补充气体。填充硅油的无晶状体眼应注意下方虹膜周切孔是否开放,硅油前界面的位置,长时间后有无硅油乳化现象等。

(4) 联合角膜移植者应注意植片情况,有无排斥现象。

(陈燕云)

第十章 视网膜外伤

一、视网膜震荡

【症状】

视力下降或无症状;近期眼外伤病史。

【体征】

视网膜苍白、水肿,发生在黄斑被称为 Berlin 水肿(图 10-1)。视网膜变白区域的血管不受累及。其他眼外伤的体征如视网膜出血等。

注意:视力水平和视网膜苍白的水平不一致。

【病因】

对冲性的损伤。眼球钝挫伤产生的冲击波向眼球后部传递损伤光感受器。视网膜变白是由于光感受器外层和色素上皮层的细胞内水肿引起。

【鉴别诊断】

1. 视网膜脱离　视网膜隆起伴随视网膜裂孔或锯齿缘离断。

2. 视网膜分支动脉阻塞　很少发生于外伤之后。视网膜苍白区沿着动脉分布区分布。

3. 视网膜非压迫白　通常可发现良性的周边视网膜病变,伴随玻璃体基底部突出。

【诊断过程】

全面的眼科检查,包括散瞳后眼底检查。如果无前房积血、前房微量积血或虹膜炎,可做巩膜压迫眼底检查。

【治疗】

病情可自行消退,通常不需要治疗。

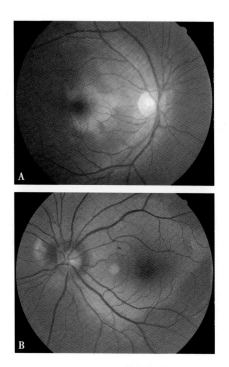

图 10-1　Berlin 水肿
B 图较 A 图显示更大范围的围绕黄斑区的视网膜苍白水肿区

【随访】

伤后 1~2 周再次散瞳检查眼底。如果出现了视网膜脱离的症状应及早就诊。

二、外伤性脉络膜破裂

【症状】

视力下降或无症状；外伤病史。

【主要体征】

黄色或白色的视网膜下新月形的条纹，通常与视盘呈同心圆，可单发或多发。由于其可被表面的出血所遮挡，所以通常直到受伤数天到数周后才会被发现(图 10-2)。

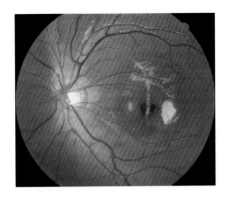

图 10-2 脉络膜破裂

外伤导致黄斑裂孔形成,并竖行跨越黄斑孔的脉络膜破裂瘢痕灶及其颞侧的陈旧视网膜下出血灶

【其他体征】

破裂偶尔会是放射状的。疾病后期可出现脉络膜新生血管。可能会出现外伤性视神经病变。

【鉴别诊断】

1. 高度近视漆样裂纹 通常是双侧的。可有视盘斜入、视盘旁巩膜弧形斑、后巩膜葡萄肿,也可出现脉络膜新生血管。

2. 血管样条纹 双侧视网膜下以视盘为中心的放射状裂纹,有时可出现脉络膜新生血管。

【诊断过程】

1. 完善眼科检查 包括散瞳检查眼底以排除视网膜裂口以及脉络膜新生血管(CNV)。裂隙灯联合三面镜或60D、90D 可发现有无脉络膜新生血管。

2. 荧光素眼底血管造影可以确诊脉络膜新生血管的位置。

【治疗】

当 CNV 位于黄斑中心凹 200μm 以外时可以考虑视网膜激光光凝术。应该在荧光素眼底血管造影 72 小时以内进行治疗。对于黄斑中心凹下的 CNV 可以选择手术、玻璃体腔注射抗 VEGF 药物以及光动力疗法。

【随访】

眼外伤后眼底出血掩盖脉络膜的病例,应该每 1~2 周复查一次,直到脉络膜清晰可见。若出现了脉络膜裂伤,指导患者用 Amsler 方格表自查,若发现方格有改变时应复诊。尽管 CNV 不是经常发生,但是发生在黄斑中心凹附近的脉络膜破裂较易导致 CNV 的形成。根据病情的严重程度以及 CNV 的进展速度不同,应该每 6~12 个月复查眼底。行 CNV 治疗者,应密切随访,以观察长期存在的或新出现的 CNV。

三、弹伤性脉络膜视网膜炎

【症状】

视力丧失,根据累及的部位不同严重性可不同,有眼眶受高速冲击的病史(如"BB 弹"、子弹、榴霰弹)。

【主要体征】

检眼镜检查可见脉络膜和视网膜裂伤遗留巩膜组织。视网膜下、视网膜内、视网膜前以及玻璃体积血常累及黄斑。出血吸收后缺损区被纤维组织代替。

【其他体征】

眼眶内异物,Bruch 膜及脉络膜毛细血管层爪样裂孔,可以有玻璃体基底部脱离导致视网膜锯齿缘断离。

【病因】

由于高速物体穿过眼眶,但是没有与眼球直接接触。冲击波导致了脉络膜视网膜的损伤。

【鉴别诊断】

1. 眼球破裂　出现严重的结膜下出血和水肿,常伴有或深或浅的前房深度、眼内压较低或升高,瞳孔不规则。

2. 脉络膜破裂　出现白或黄的新月形视网膜下的条纹,常环绕视神经成同心环纹状,不出现视网膜断裂。最初后极部的视网膜出血可能掩盖脉络膜破裂,直到观察几周血肿消退后,脉络膜破裂才表现明显。

3. 视神经撕脱　检查发现视力下降并有相对性传入性瞳孔障碍(relative afferent pupillary defect,RAPD),如果部分视神经撕脱可出现视盘的下降和凹陷,如果完全视神经撕脱可出现整个视神经的回缩。常伴有玻璃体积血。目前没有有效的治疗方法,视力预后取决于损伤范围。

【诊断过程】

1. 病史 明确是否发生过投射性的损伤。

2. 进行完整的眼部检查包括散瞳后检查眼底 查看视网膜和脉络膜破裂区域以及下方暴露的巩膜。仔细检查结膜和前部巩膜,除外眼球破裂和眼内异物。仔细检查视网膜周围,看是否有视网膜撕裂或视网膜锯齿缘离断,尤其玻璃体基底部是否脱离。

3. 使用眼罩保护眼睛。

4. 检查眼眶 CT(轴位和冠状位) 确认巩膜内、眼球内和眶内的异物情况。B 超对排除眼球内和眶内的异物可能有帮助。

【治疗】

没有有效的方法,典型的患者应仔细观察。出现并发症,如视网膜锯齿缘离断和视网膜脱离,应适当处理。对于未清除的玻璃体积血(vitreous hemorrhage,VH),可以考虑手术处理。

【随访】

患者每 2~4 周需要连续的检查。血肿消退后,可能发现视网膜脱离征象。在萎缩性瘢痕代替了出血部位前,患者应该一直被随访。

四、Purtscher 视网膜病

【症状】

突然出现的、严重的视力下降。可能有过胸部、头部或下肢的挤压性损伤的病史,但不是直接的眼外伤。

【主要体征】

视神经周围的结构上出现大量的棉絮状斑和(或)浅层出血,可以出现较大范围的浅表视网膜变白。典型的改变发生在双侧,但是也可以不对称或者单侧出现。

【其他体征】

浆液性黄斑脱离、血管曲张、硬性渗出物,虽然有时会出现视盘水肿,但视盘通常是正常的,RAPD阳性,病程长可出现视神经萎缩。

【鉴别诊断】

1. 假 Purtscher 视网膜病　出现数个相同或相似的病灶,但与外伤无关(Purtscher 视网膜病定义为与外伤相关)。其病因包括急性胰腺炎、胶原血管疾病(系统性红斑狼疮、干燥综合征)、血栓性血小板减少性紫癜(TTP)、慢性肾功能衰竭、羊水栓塞、眼球后的麻痹、眼眶内糖皮质激素注射和长骨骨折。

2. 视网膜中央静脉阻塞　单侧视网膜广泛多发出血和棉絮斑。

3. 视网膜中央动脉阻塞　单侧视网膜发白,出现樱桃红斑。

【病因】

病因不清,该病的发现是因为在视盘周围视网膜发现小动脉因不同的颗粒而阻塞。不同的颗粒取决于相关的系统环境:补体激活,纤维蛋白凝块,血小板-白细胞凝聚或脂肪栓子。

【诊断过程】

1. 病史　判断患者是否有胸、头部的挤压性外伤病史。如果没有,询问假 Purtscher 视网膜病病因的相关症状(见上,如肾功能衰竭、酒精中毒等)。

2. 进行完整的眼部检查　包括散瞳眼底检查,除外直接眼外伤。

3. 如果有特征性的表现出现,且与严重的头、胸外伤相关,则可以诊断该病,无需进一步检查。如果不能确诊该病患者需要系统的检查,并考虑其他原因(如淀粉酶,脂肪酶等)。

4. 头、胸 CT,如果有指征可做长骨 CT。

5. 荧光素眼底血管造影显示　在视网膜发白区域呈片状毛细血管无灌注区。

【治疗】

没有有效的眼部治疗方法。如果可能必须治疗潜在不利环境以预防进一步损伤。

【随访】

每 2~4 周重复做散瞳眼底检查。视网膜病变恢复需要数周到数月的时间。视力可能仍处于下降状态,50% 病例可能恢复到之前状态。

五、婴儿摇晃综合征

【定义】

由剧烈摇晃婴儿的加速 / 减速作用力引起的颅内出血、骨折以及多层的视网膜出血。可能伴随有其他损伤(如长骨或肋骨骨折)。

【症状】

意识状态的改变、新出现的癫痫发作、喂食困难、易怒,年龄通常小于 1 岁,很少有大于 3 岁的。症状和体征通常与病史不一致。

【主要体征】

80% 的病例会出现视网膜多层出血(视网膜前、视网膜内以及视网膜下出血),多达 20% 的患者会出现单侧出血或不对称出血。除了视网膜内出血以外,出血量可以很少,并且局限在后极部。大约 2/3 患者中,出血量可以很大以至于不能计量,并且超过了锯齿缘。黄斑视网膜劈裂(出血性黄斑囊肿)可能出现。最常见的颅脑损伤是蛛网膜下和硬膜下出血。

【其他体征】

视网膜下和玻璃体积血较为少见。视网膜脱离、视乳头水肿、视神经萎缩、视神经撕脱、视神经鞘血肿、撕脱性骨折、长骨的骨膜反应以及其他急性和陈旧性外伤体征。

【鉴别诊断】

1. 严重的意外伤害　通常有与病史相一致的其他外部损伤。视网膜出血不经常出现,如果出现了,范围也不广泛。

2. 产伤　视网膜出血范围可以很广泛但是通常 4~6 周内可以吸收。与病史一致。是新生儿轻度视网膜出血最为常见的原因。

3. 凝血功能紊乱、白血病或其他血液系统疾病比较少见,但应该排除。可能是广泛性视网膜出血的原因。

4. Terson 综合征 由于颅内出血或颅内压增高而引起的眼内出血。最常见的是发生在视网膜前出血,但也可发生在各个层次(如视网膜下、视网膜内以及视网膜前或玻璃体积血)。大多数发生在颅内动脉瘤破裂引起的蛛网膜下腔出血之后。曾经有发生在儿童,但很罕见。

5. 高血压 视盘旁视网膜出血最为常见。

6. Norrie 病、Coats 病、永存原始玻璃体增生症、低张力视网膜病变、巨细胞病毒视网膜炎、弓形体病以及早产儿视网膜病变,根据典型的临床表现,这些很容易和婴儿摇晃综合征相鉴别。

【诊断过程】

1. 从婴儿照顾者中获得全面的病史资料,如果可能最好单独询问。要特别警惕病史与损伤的程度不一致的,或者是更改病史说法的。

2. 检查重要器官,在儿科医师指导下完成系统检查。

3. 进行完整眼科检查,包括瞳孔和散瞳眼底检查。

4. 实验室检查 全血细胞计数,血小板计数,凝血功能。根据情况可检查血纤维蛋白原、D- 二聚体、细胞因子水平、血管假性血友病因子,根据初始筛选结果还可行其他检查。

5. 可适当选择 CT、MRI 或骨扫描。

6. 如果怀疑为婴儿摇晃综合征,而又未行检查,英美国家的医生一般会怀疑儿童虐待,会嘱患儿去医院相关科室如神经外科、小儿科、精神科,甚至相关社会监管部门接受社会服务的协调处理。

注意:详细的书面记录是评估的重要组成部分,因为病历记录可能被用作法律文书。眼底照相可能是诊断视网膜出血的金标准,但是很难实施。

【治疗】

大部分是支持治疗的观点,常集中在系统性并发症上。眼部表现需要经常观察。大量玻璃体积血行玻璃体切割术的病例,有较高风险发生弱视和高度近视。

【随访】

预后差异很大,难以预知,大约有 30% 死亡率。存活的个体可能发生明显的认知障碍。20% 的儿童患有严重的视力丧失,通常是那些曾患视神经萎缩和颅脑损伤的患儿。

(王凤华)

第十一章

外伤性视神经病变

【概述】

由于外伤导致的自视神经球后段到颅内段的损伤称为外伤性视神经病变(traumatic optic neuropathy,TON),也称为视神经挫裂。损伤可分为直接性和间接性两种。直接损伤主要是外力、异物或视神经管等部位骨折直接作用于视神经导致的视神经撕裂;间接损伤是最常见的方式,头颅特别是来自眉弓颞上部的撞击外力可以传递并集中于视神经管,由于此处视神经同骨膜紧密相连,可以直接损伤视神经轴突或/和影响视神经的血液循环而造成视神经挫伤性坏死。外伤冲击时,大脑形状改变而传递来的力量,同样可以使视神经挤向蝶骨体上方硬脑膜镰突或视神经进入视神经孔处的固定部位而造成损伤;骨折处剪切力可以使局部视神经的供养动脉破裂,造成局部视神经梗死,进而造成视神经内部的出血、水肿,从而使整个视神经梗死。

头部外伤中,约有 2% 发生视神经损伤,就损伤部位而言,90% 以上发生于管内段视神经。外伤性视神经病变多伴有系统损伤或严重脑损伤,其中 40%~72% 的患者有意识丧失,约有 43%~56% 的患者视力损伤至光感或无光感。交通创伤是主要的致伤原因,尤以摩托车为首要原因,其次是坠落伤和拳击伤。

【临床表现】

1. 视力减退或丧失 多数为单侧的视力损伤严重,无光感~光感者占 40%,光感~眼前指数者占 20%,0.1以上者不足 20%,0.5 以上者罕见。部分双侧视神经损伤患者多合并颅脑损伤。延迟视力丧失是视神经继发损伤的典型表现。

2. 瞳孔反射异常(相对性传入性瞳孔阻滞 RAPD) 对于单侧外伤性视神经病变患者,瞳孔对光反射异常是诊断的必要条件,表现为直接对光反射迟钝或消失,间接对光反射存在。

3. 眉弓颞上方的皮肤伤痕 多数患者都可见到此症状。

4. 鼻衄 约有80%患者伤后出现鼻衄。视神经管紧邻后组筛窦,外伤时筛窦黏膜损伤发生出血,引流到鼻腔,出现鼻衄。

【检查】

1. 裂隙灯和眼底检查 裂隙灯检查多无异常发现,早期眼底检查正常,2~3周以后可有视神经萎缩表现。

2. 电生理检查 外伤性视神经病变视觉诱发电位(VEP)主要表现为 P100 潜伏时延迟,波幅降低,严重者波幅消失。临床观察发现,VEP 波形消失者恢复视力可能性小,波形存在者部分恢复视力可能性大。

3. CT 检查 视神经管 CT 可以明确判断有无视神经管骨折的存在,诊断时最好结合横轴位、冠状位,必要时矢状位综合分析。视神经管内壁骨折最多,视神经管中段骨折最多。

4. MRI 可以提供视神经及软组织的信息,可以观察视神经的形态、信号、是否有强化等。

【诊断】

临床上的视神经损伤诊断相对容易,即存在严重视力减退、眉弓颞上部皮肤伤痕、相对性传入性瞳孔障碍、无明显屈光间质混浊及眼底病变表现即可诊断。视神经管骨折不是诊断此病的绝对标准,而且,视神经管骨折的存在与否与视力减退或丧失不成正相关,并不是视神经管骨折的患者预后就差。

【鉴别诊断】

通过详问病史及眼科全面检查,排除有瞳孔异常的其他疾病。如单侧动眼神经麻痹,其直接、间接对光反射均消失。外伤性视神经病变可以合并其他眼球损伤。如果眼球外伤不能对视力下降作出解释，而又伴有瞳孔光反射异常，则应怀疑视神经损伤。

【治疗】

外伤性视神经病变治疗效果现在仍不是非常满意，对激素、手术等治疗仍存在争议，但治疗应及时、充分、综合。外伤性视神经病变是急症，治疗时要分秒必争。糖皮质激素治疗要足量冲击，若行视神经减压开放术，则尽量开放范围大些。需药物治疗也要结合手术治疗。

1. 药物治疗　目前普遍采用大剂量糖皮质激素配合脱水剂、改善微循环药物、神经营养药治疗，以达到减轻视神经水肿、改善局部血液循环、增加视神经营养、防止视神经的进一步损伤的目的。

（1）糖皮质激素的应用：主要应用甲泼尼龙早期静脉冲击疗法，成人、早期的患者，采用甲泼尼龙 500~1 000mg，每日 1 次，连续 3 天后逐渐减量直至口服泼尼松，2 周左右减完。用药期间予以胃黏膜保护剂并监测血常规、肝肾功能、眼压等。

（2）改善微循环药物的应用：可以减轻视神经的水肿，改善局部血液循环障碍。可以静脉、口服改善微循环药物，复方樟柳碱颞浅注射也有一定疗效。

（3）脱水剂的应用：在确诊视神经损伤后，应立即给予静脉快速滴注甘露醇 250ml，使视神经脱水减压，再应用激素等药物，可于 6~8 小时后重复给药一次，伤后 48 小时后酌情减量。

（4）神经营养药物的应用：神经生长因子是神经系统最重要的生物活性分子之一，兼有神经营养因子与促神经突起生长因子双重作用，对神经细胞的生长发育、分化、再生发挥调节作用，是参与损伤神经再生和功能恢复的重要因素。神经节苷脂是近年来临床广泛应用于促进神经修复、改善神经功能的药物，在化学结构上与细胞膜类脂双分子层组成的胶状结构有类同点，能镶嵌在受损的神经细胞膜上，填补缺损，并通过激活信息传递系统促发受损细胞的自身修复，从而促进受损神经的功能恢复，临床上多采用神经节苷脂制剂静脉给药。

2. 手术治疗　视神经管减压开放术是将视神经管的一部分骨壁去除、开放,减轻视神经管内的压力,改善局部血液循环,促进视功能的恢复。目前国内外对于视神经管减压开放术的手术原则及手术时机无统一标准,但原则上视神经管减压开放术要尽早进行,若伤后超过 72 小时再行手术,则疗效减低。

对于视神经管减压开放术的入路主要有经颅视神经管减压开放术、内镜经上颌窦筛窦视神经管减压开放术、鼻外开筛视神经管减压开放术、眶缘前筛 - 筛后入路视神经管减压开放术。鼻内镜下视神经管减压开放术由于手术损伤小,没有皮肤瘢痕,恢复快,目前应用越来越广泛。

(周 军　秦 毅)

第十二章

眼眶骨折

眼眶骨折是眼外伤的重要组成部分（2%~6%）。眼眶骨折的致伤原因与社会构成、文明水平等许多因素有关，在我国，早期主要原因是格斗及运动损伤，近些年随着交通事业的发展，车祸伤所占比率逐渐增多。眼眶骨折患者的就诊人数及手术量逐年增多，随着生活水平的提高，越来越多的患者希望通过治疗来改善其生活质量。

眼眶骨折是指组成眼眶腔的各壁与其相连骨组织的骨折，其治疗除了眼科本身外，往往需联合鼻科、口腔颌面外科、神经外科等。目前眼眶骨折主要分为单纯性（爆裂性）骨折和复合性（非爆裂性）骨折，区别在于是否合并眶缘骨折。眶壁爆裂性骨折（blowout fracture of the orbit）也称之为击出性骨折或液压性骨折，常为薄弱的眶底或眶内壁骨折或眶底和眶内壁同时骨折。复合性骨折临床上常见的有眶顶骨折、眶 - 上颌 - 颧骨（orbital maxillary zygoma，OMZ）骨折、鼻 - 眶 - 筛（naso-orbito-ethmoid，NOE）骨折，同时发生除单纯爆裂骨折以外的上述两种或两种以上的骨折称多发性骨折。

【眼眶的应用解剖】

骨性眶壁是一锥形、梨形结构，由七块骨组成，分别是泪骨、筛骨、蝶骨、额骨、颧骨、上颌骨、腭骨。眶壁分上下内外四个壁，眶下壁即眶底，大部分由上颌骨眶面构成，眶下壁下方几乎全为上颌窦，缺乏有力的支撑。眶内壁大部由筛骨纸板组成，筛骨纸板菲薄。当眶腔受到钝性冲击时，眶压急骤升高，升高的眶压使眶壁受力最大处或最薄弱部分产生骨折。眶下壁受力最大，而内壁筛骨纸板菲薄,二者均易发生爆裂性骨折。外力直接撞击或挤压于眶缘,使相应部位发生骨折、变形或移位可产生复合性骨折。

【发病机理】

眶腔基本是密闭的腔隙,钝性外力作用于眶组织可使眶压急骤升高,升高的眶压传向眼眶四周,在眶壁受力最大处或最薄弱部分即眶内壁和眶下壁易产生骨折,这一理论称为液压原理。眼眶骨折一定意义上说是人体的一种保护性机制,在眼球破裂之前,发生了骨折,缓解了眶压而使眼球免遭破损,骨折病人视力往往良好。骨传导理论为当外力直接作用于眶缘时力量沿眶缘向内传导导致骨质屈曲变形产生骨折。前者主要产生爆裂性骨折,后者也可产生复合性骨折。很多外伤情况复杂,两种机制可以同时产生作用。

【临床表现】

外伤后早期表现为眼睑肿胀淤血、皮下气肿、眼球突出、复视等早期症状,随后出现骨折的典型症状。

1. 复视、眼球运动障碍 复视和眼球运动障碍为本病的主要症状,也是治疗的主要目的。主要由于外伤导致的眼外肌及支配神经损伤麻痹、眼外肌的嵌顿、眶组织嵌顿粘连作用对眼外肌的牵拉限制作用所致。外伤后复视早期最重,随着眼外肌肿胀消退可不同程度缓解,部分患者远期由于脱出组织嵌顿、粘连及纤维化形成,导致牵拉作用可有一定程度增加。眶底骨折出现垂直位复视,常主诉下楼梯或阅读困难。眶内壁骨折出现水平位复视,主要表现为过马路或开车时看后视镜困难。

2. 眼球内陷 伤后眶组织水肿逐渐消退后出现,2~6周发展最快,3个月左右稳定。主要由于骨折后眶腔增大及眶组织脱出,同时眶内容物吸收减少所致。表现为睑裂缩小,上睑沟形成,眼球突出度减低,下壁骨折严重的可产生眼球下移。

3. 眶下神经支配区麻木 眶下神经为三叉神经第二支,多数与眶底骨折发生部位在眶下沟或眶下管有关,眶下神经损伤后可出现患侧颊部、鼻翼、上唇、齿龈等部位的麻木感，感觉迟钝。

4. 伴随损伤 骨折后数日内出血可自鼻窦到鼻腔流出，可痰中带血，内壁骨折相对较多。眼眶骨折部分可伴随有眼球挫伤表现，主要为视网膜震荡、前房积血及角膜擦伤，较少伴随眼球破裂等严重的眼球损伤。

【诊断】

根据典型的外伤史、临床症状、牵拉试验及 CT 影像学检查，诊断并不困难。CT 是眼眶骨折的首选影像学检查方法，CT 检查要做水平位及冠状位扫描，必要时加矢状位，以免遗漏小的眶下壁骨折。为显示眼外肌及软组织情况，应显示骨窗及软组织窗，必要时行 MRI 检查详细以了解眼外肌情况。

眼眶骨折 CT 征象包括直接征象和间接征象，直接征象为眶壁骨质连续性中断、粉碎及骨折片移位(图 12-1)。间接征象主要是骨折引起的软组织改变，包括眼外肌增粗、移位及嵌顿、眶内容物脱出、气肿及血肿形成。骨折可全部或部分移位，也可为无明显中断或移位的裂隙状骨折，此时少量眶内容物疝入上颌窦易形成如泪滴者称为"泪滴征"，此征象眼眶 X 线平片可显示。诊断眼眶骨折时要注意勿将正常的眶下壁的眶下孔、眶内壁的筛前和筛后孔以及眶壁其他血管沟误认为骨折，还须注意眼眶周围结构有无骨折或其他外伤。骨折整复术后，CT 可显示人工骨植入和眼外肌复位情况。

MRI 表现：与 CT 相比，MRI 显示骨组织欠佳，骨折直接征象不能充分显示，但能清晰显示眼外肌及眶内容物疝出情况。

【鉴别诊断】

眼眶骨折主要和各种麻痹性原因产生的运动障碍鉴别。

颅面外伤可造成脑干神经核及眶内运动神经损伤，典型的损伤容易鉴别，但对不全麻痹或多条眼外肌受累则较难鉴别。展神经麻痹可导致外转受限，滑车神经麻痹导致上斜肌功能不足，尤其在儿童不易与骨折导致的代偿头位鉴别，动眼神经麻痹可为单纯上支或下支，临床表现可不

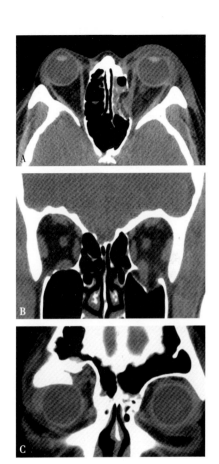

图 12-1　眶壁骨折 CT 表现

A. 显示眶内壁骨折,内直肌肿胀移位　B. 显示眶下壁骨折,下直肌肿胀移位　C. 眶顶骨折,骨折片压迫眼球

典型。在诊断中除了 CT 检查明确是否有眼眶骨折及相应的眼外肌嵌顿、粘连等限制因素,可行牵拉试验鉴别麻痹性和限制性运动障碍以帮助诊断。

【治疗】

1. 非手术治疗　多数眼眶骨折不产生明显的临床症

状可不需要手术,适当的药物及康复治疗可促使功能更好恢复。

(1) 药物治疗:外伤早期可给与止血药物防止进一步出血;可给与口服甲泼尼龙(24mg)或泼尼松(30mg)5~7天,减轻眼外肌及眶组织水肿反应,减轻粘连及纤维化;可给予甲钴胺等神经营养药物;出血稳定后可给与改善微循环药物;由于骨折导致眶腔与鼻窦相通可给与口服广谱抗生素1~3天。

(2) 康复治疗:早期避免用力擤鼻子和打喷嚏,防止眶内气肿及感染发生;眼球运动训练,眶底骨折做垂直方向运动,眶内壁骨折做水平方向的运动,通过训练,使眼外肌不断地收缩、舒张,改善局部血液循环,防止肌肉粘连,有利于复视迅速消失。

2. 手术治疗　骨折整复术的目的是恢复眼眶的解剖完整性,恢复眶内容以及解除眼外肌嵌顿及软组织牵拉,消除复视及矫正眼球内陷。

(1) 手术适应证

1) 复视持续存在,CT显示眼外肌嵌顿。

2) 眼球内陷 >2mm 或眼位改变者。

(2) 手术时机:一般应在伤后 1~4 周进行,儿童等眼外肌嵌顿严重运动明显受限者应尽早手术。伤后时间久可造成眶组织与鼻窦黏膜及骨折组织粘连及瘢痕化造成分离还纳困难,而且,即使将嵌顿组织还纳回眶内,眼外肌功能也不能完全恢复。

(3) 手术方法:

1) 手术应在双目放大镜、显微镜或鼻内镜下进行。手术以全麻下进行为宜。

2) 眶底骨折可采用下睑缘下皮肤(睫毛下)切口或穹窿结膜切口,内壁骨折可采用内眦皮肤切口或泪阜结膜切口,内壁皮肤切口由于术后瘢痕较明显现应用逐渐减少。

3) 分离还纳及修复:钝性分离嵌顿于窦腔的眶组织并完全还纳回眶内,分离时注意尽量完整分离,将脱出的眶组织尽量全盘一起从窦腔内托起还纳,而不要一点点地分离还纳，以避免损伤眼外肌，充分暴露骨缺损各缘，注意剥离骨膜时，不要损伤鼻泪管，注意保护眶下神经，勿将眶下裂误认为骨缺损。修复材料尽量将骨缺损区遮挡，植入材料要尽量符合眶解剖结构而不要过于近眶缘以免顶推眼球。植入材料应适当固定，植入后检查是否还有组织嵌顿，做牵拉实验和术前比较明确肌肉嵌顿是否恢复。伴有眼球内陷者，充填材料大小厚度要考虑眼球内陷的矫正，这样水肿消退后可达到双侧对称。不是任何程度的眼球内陷均可矫正，要注意矫正眼球内陷和复视改善的平衡。

（4）修复材料：修复材料应为具有良好的生物相容性、一定的生物力学强度及适当的可塑性等生物学特性的三维孔隙-网架结构。早期修复材料主要应用硅胶、自体骨等，现今多采用高密度多孔聚乙烯（Medpor）材料、钛合金网状材料、钛网与 Medpor 复合材料、羟基磷灰石复合材料（人工骨板）以及可吸收生物材料。修复材料种类繁多，各有其优缺点，手术医生应根据患者的年龄、症状，骨折的位置、大小，对材料的熟悉程度等选择一种或联合使用（图12-2）。

【手术并发症】

1. 近期手术并发症　指术中及术后早期产生的并发症。眶壁骨折手术涉及视神经、动眼神经、视网膜中央动脉等重要组织结构，其损伤可导致相应功能的损伤，术者应严格掌握手术适应证，熟悉眶腔解剖结构，充分了解病情及 CT 情况，仔细设计手术方案，严格按步骤操作以减少出现手术并发症。

常见并发症有出血、视力下降或丧失、眶下神经损伤、眼外肌损伤等。术后并发症有下睑外翻。视力下降或丧失主要由于术中过度牵扯造成视神经或视网膜中央动脉的直/间接损伤、植入物过多或过于接近眶尖压迫神经所致。术中尤其是眶尖部应谨慎操作，术中观察瞳孔，术后早期检查视力情况以便早期发现并处理。

出血：多术中止血不彻底所致，尤其注意筛前动脉应烧灼切断以免血管收缩进窦腔内造成止血困难。

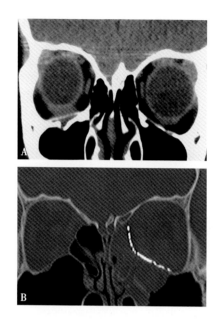

图 12-2　眶壁骨折手术后图片
A. 右眼眶下壁骨折可吸收板植入术后　B. 左眼眶内下壁骨折钛网植入术后

2. 远期手术并发症　指术后 6 个月以上出现的并发症。包括植入物排斥、植入性囊肿、迟发性感染、迟发性出血等。植入物排斥主要与材料性质有关，术后感染、植入物位置靠前、固定不确切也可造成材料移位，应手术取出，材料周围多已形成纤维机化膜阻止眶组织脱出，可不再重新植入，也可根据内陷程度及感染情况决定同期或二期再次填充。早期应用硅胶材料排斥较多，现今应用的植入材料组织相容性好，较少有植入物的排斥。迟发性感染主要是鼻源性眶内感染，由于鼻旁窦炎症蔓延到眶内所致，植入材料位置不正确堵塞窦腔开口造成引流不畅也是形成眶内感染的原因。治疗应取出植入物并清创引流，视鼻窦炎症情况行窦腔开放根治。眶内植入性囊肿主要由于外伤较严重或手术时解剖欠清晰、分离还纳的层次欠准确导致鼻旁窦粘膜进入眶内形成,可行手术摘除植入性囊肿,同时取出植入材料。手术中将进入眶内的鼻窦黏膜去除,完整分离骨折区,避免黏膜组织与眶组织相连,可减少植入性囊肿的产生。

(周　军)

第十三章

眶蜂窝织炎

一、眶隔前蜂窝织炎

【概述】

眶隔前蜂窝织炎,是皮下组织至眶隔前部组织的感染性炎症。严格意义上不属于眼眶疾病,但需要与严重的眶蜂窝织炎鉴别。极少数情况下,眶隔前蜂窝织炎会进展为眶蜂窝织炎。

常见原因:①皮肤损伤:皮肤裂伤或蚊虫叮咬等;②临近组织感染:睑腺炎或泪囊炎等蔓延导致;③远隔组织感染:经过血行扩散而来的上呼吸道感染、鼻窦炎或中耳炎等。成人通常是由于皮肤穿通伤或者泪囊炎引起,儿童多数是由鼻窦炎引起。

【临床表现】

表现为单侧眼周红肿,疼痛,严重程度不一。与眶蜂窝织炎不同,眼球不受累,没有眼睑下垂,没有眼球运动疼痛及球结膜水肿,视力、瞳孔对光反射及眼球运动不受影响。

在疫苗普及之前,5岁以下的患儿多伴随流感嗜血杆菌引起的菌血症、败血症或者脑膜炎,现在则多是革兰氏阳性球菌引起。不是所有的患儿都及时接种疫苗,医生需要详细询问患儿的预防接种史。

【治疗】

治疗要迅速,尤其对于儿童患者,如果眼睑肿胀严重,影响眼球运动,需尽早行眼眶及鼻窦CT,除外眶蜂窝织炎。患者需要内科会诊,完善全身情况的体检评估。尽早行药敏试验,便于及时调整抗生素。外伤引起的眶隔前蜂窝织炎,金黄色葡萄球菌是常见的致病菌,对耐青霉素酶青霉素敏感,例如新青霉素或氨苄青霉素。耐甲氧西林金黄色葡萄球菌引起的眶隔前蜂窝织炎,常表现为蜂窝织炎中央有波动的脓肿,患者的疼痛较重与炎症不成比例。

在儿童,如果是由鼻窦炎症引起,口服抗生素(头孢类)和鼻腔黏膜收缩剂,通常有效,前提是患儿的检查明确,且能保证随时就诊。如果炎症进展,需要住院静脉用抗生素(头孢类),以免发展成为眼内炎。

青少年及成人的眶隔前蜂窝织炎通常来源表浅,热敷和口服对症的抗生素可迅速起效。抗生素的应用要根据病史、临床表现和实验室检查来进行选择。外伤后的眶隔前蜂窝织炎,最常由金黄色葡萄球菌引起。对于耐药金黄色葡萄球菌,之前认为是严重的医源性感染,现在医院外感染越来越常见,如社区相关耐药金黄色葡萄球菌感染,其特征有:炎症中央出现波动性脓肿,疼痛与体征不成比例。而医源性的耐药金黄色葡萄球菌,通常只对万古霉素和利奈唑胺敏感。不过,两种耐药金黄色葡萄球菌均可以引起急性发病和慢性致畸,常引起坏死性筋膜炎、眶蜂窝织炎、内源性眼内炎、全眼球炎和海绵窦血栓。由于此致病菌引起的危害较大,需要临床医生高度警惕,内科治疗及手术干预的反应应迅速。

老年眶隔前蜂窝织炎患者的表现差异较大,不像年轻患者出现红肿等炎症表现,感染严重者,也未必出现发热。对抗生素反应缓慢,必要时应手术清除威胁生命的感染灶。

外观没有明确感染灶的患者,应行影像学检查,除外鼻窦感染。如果 24 小时内,患者口服抗生素无效,或者眶内受累,应住院行 CT 检查及静脉抗生素治疗。当炎症局限为脓肿,应切开排脓。切口直接位于脓肿中央,避免损失提上睑肌,切勿损伤眶隔,以免扩散至眶内。

二、眶蜂窝织炎

【概述】

眶蜂窝织炎累及眶隔组织深部,是威胁生命的眶隔后软组织的急性化脓性炎症。90% 以上的患者是鼻窦的急慢性炎症引起。儿童时期,由于免疫功能发育不全,较成人更易发生眶内感染。如果治疗不及时充分,则组织坏死溶解,形成眶脓肿,甚至向颅内蔓延。在影像学诊断时,又进一步分为肌锥内、肌锥外和骨膜下三类,这是一种相对的分类。

眶蜂窝织炎常是化脓性细菌感染的结果,病原体多来自鼻窦、颜面、眼睑、牙龈和颅脑等邻近感染灶,血源性感染少见,外伤或手术也可是本病的诱因。常见细菌有溶血性乙型链球菌和金黄色葡萄球菌,在脓液培养中也可以发现类白喉杆菌、流感嗜血杆菌、大肠杆菌和厌氧菌等。

【临床表现】

常有快速进展的明显疼痛、发热和视力下降,眼球运动或压迫眼球时痛觉加重。

眼睑红肿、灼热、球结膜水肿、血管扩张,可突出于睑裂,导致眼睑闭合不全,引起暴露性角膜炎,加重了刺激症状。由于眶内软组织水肿和炎症细胞浸润,眶内压力增高,眼球向前突出。眼外肌炎症或其支配神经受累,眼球运动限制。炎症波及视神经或视网膜,引起视力减退,视盘水肿、视网膜渗出、出血,视神经萎缩。化脓性感染还可向颅内蔓延形成脓毒性海绵窦栓塞和脑脓肿,出现全身症状,如发烧、恶寒,多形核白细胞增多,周身不适,食欲不振,甚至呕吐、昏迷、死亡。

眶内炎症经过急性浸润期,组织坏死,形成脓肿,出现皮下或结膜下波动性肿物,而后破溃,脓液排出,症状和体征缓解。

【诊断】

眶蜂窝织炎和眶隔前蜂窝织炎有相似之处,应注意鉴别。后者主要表现为眼睑和结膜的红肿,眶隔侵犯后则引起眼球突出,眼球运动不全,视力减退和眼底改变。影像技术能帮助诊断,由于眶蜂窝织炎多是从鼻窦蔓延而来,X 线片显示鼻窦密度增高和窦腔内出现液平面。超声探查可见眶脂肪垫扩大,眼外肌轻度肿大和眼球外透声间隙,脓肿形成后球后出现不规则暗区或低回声区。CT 对眶内及眶周边结构的显示优于 X 线和超声检查,显示鼻窦黏膜肥厚和积液,筛骨纸板骨膜下脓肿多呈梭形高密度影,眶内软组织肿大和轻度密度增高,脓肿形成后呈局限不规则高密度块影。MRI 显示眶内和鼻窦内炎症,T1 加权像为中信号,T2 加权像为高信号。影像显示还可以观察病变进展和治疗反应。

【治疗】

眶蜂窝织炎患者需要住院治疗,眼科和耳鼻咽喉科大夫密切观察,颅内脓肿形成时,需要神经外科的密切观察。成人患者多包含多种病菌,应选择广谱抗生素,包括抗革兰氏阳性球菌和厌氧菌。虽然鼻黏膜收缩剂可以促进感染鼻窦的引流自排,尽早进行鼻科切开彻底手术引流还是必要的,尤其是静脉抗生素应用后病情仍不能控制的患者。相反,小儿患者,多是由单一的革兰氏阳性菌引起,不需要鼻窦的切开引流。

首先应用广谱抗生素,同时做血、鼻腔细菌培养及药物敏感试验。待细菌培养有结果后,改用敏感抗生素,一般需静脉滴注 5~7 天,至眼部红肿完全消退,再口服抗生素一周。眼部滴抗生素滴眼液,保护角膜结膜。全身采用支持疗法,如镇静剂、止痛剂及各种维生素等。影像检查发现脓肿,或已触及波动感肿物,应早行切开引流,彻底排出脓液。应及时请鼻科会诊,滴血管收缩剂,以利于窦腔引流,如鼻窦腔积脓应及早穿刺冲洗。发生海绵窦栓塞和脑脓肿,应由神经科协助处理。

眼球突出加重,眼球位置异常,或者在恰当给予抗生素后 24 小时内症状无改善时,提示脓肿形成。脓肿常位于鼻窦感染灶附近的骨膜下,若穿透骨膜进入眶内,手术入路需要仔细考量后确定。

不是所有的脓肿均需切开排脓,9 岁以内,孤立眶内壁或下壁骨膜下脓肿,视力完好,中度眼球突出,对抗生素敏感,可观察。对于:①大于 9 岁;②源于额窦感染;③脓肿不是位于内侧;④脓肿较大;⑤可疑厌氧菌感染;⑥引流后复发脓肿;⑦确诊慢性鼻窦炎;⑧出现视神经视网膜病变;⑨牙源性感染,这些情况的脓肿需要切开排脓。

鼻窦炎患者应行鼻窦手术。青少年及成人顽固的眶脓肿，常是由多重耐药菌，尤其是厌氧菌导致的。绝大多数的眶蜂窝织炎及眶脓肿患者，经过恰当的抗生素及切开排脓治疗，均能痊愈。偶有扩散至海绵窦，表现为眼球突出加重、眼肌麻痹、三叉神经的第一及第二支麻木。

（秦　毅）

第十四章

眼 化 学 伤

【概述】

眼化学伤主要指化学物品的溶液、粉尘或气体直接接触眼部,引起化学性结膜角膜炎、眼灼伤。化学致伤物的形式不一,有固体、液体、粉末、雾气、蒸汽。化学性眼烧伤的程度可由轻度、中度到重度,甚至破坏整个眼球。致眼损伤的化学物质大约有 10 余大类,主要为酸和碱类化学物质,其次为金属腐蚀剂、非金属无机刺激剂及腐蚀剂、氧化剂、刺激性及腐蚀性碳氢化物衍生物、起泡剂、催泪剂、有机溶剂、表面活性剂等。眼化学伤可以发生在家中,常见的致伤物为氨、化学溶剂、清洁剂和化妆品。也可发生在农业生产中,主要致伤物是化学肥料和农药。但是,绝大多数的眼化学伤发生在化工厂、实验室或者施工场所,其中常见的有酸、碱烧伤,都需要作为急诊处理。

常见的酸、碱致伤物如下:

1. 酸性致伤物:①无机酸及化合物:硫酸、盐酸、硝酸、氢氟酸、磷酸、铬酸、氨基磺酸、硫化氢、氟化物等;②有机酸:石炭酸、甲酸、醋酸、冰醋酸、三氯醋酸等;③有机酸酐:醋酸酐、琥珀酸酐;④其他:酚、甲醛、氯化锌、重铬酸钠、硫酸铵等。

2. 碱性致伤物:碱金属及化合物:钠、钾、氢氧化钾、硅酸钠等;碱土金属及化合物:钙、锶、钡、氧化钙、氢氧化钙、碳化钙等;氨及铵盐:氨、氢氧化铵、氯化铵等;其他:甲酚皂溶液、卤水等。

影响眼化学伤程度的因素:眼化学伤的程度和预后由多方面的因素决定,主要与化学物质接触的时间、面积及化学物质的浓度有关;另外,也决定于化学致伤物的种类、理化性质、穿透组织的能力和组织对其反应性,以及伤后曾否接受过合理的急救处理等。

1. 化学致伤物与眼组织接触的时间和面积 化学致伤物与眼组织接触的时间越久,损伤越重,尤其是碱性化学物质更是如此,其破坏程度与接触时间(按分秒计算)呈正相关。化学致伤物与眼组织接触的面积越大,渗入组织内的化学物质越多,损伤程度也越大。

2. 化学致伤物的种类

1) 酸性物质:酸是水溶性的,不易穿透类脂质丰富的角膜上皮屏障,其损伤一般只局限于接触的上皮组织。但如果上皮细胞被破坏,酸便可渗入到角膜基质中去。当高浓度的酸与眼组织接触时,组织蛋白质发生不可逆性变性,形成不溶性蛋白化合物,中和后亦不可能恢复。酸烧伤时,由于组织本身的缓冲作用削弱了酸继续损伤的能力,蛋白沉淀形成的屏障也阻止了酸继续向深层渗透,组织的固定凝固作用,使组织水肿和分解减轻,所以受伤组织的界限清楚。一般损伤时,受伤组织的反应轻,创面较浅,深层病变少;当酸伤及深层组织时有渗出反应,可发生严重的新生血管和睑球粘连。

2) 碱性物质:碱性物质与组织接触后,除引起组织蛋白的迅速凝固和细胞坏死外,还能与组织中的类脂质起皂化作用,从而破坏细胞膜的结构,使碱很快透入细胞内,并通过它的脱水作用而干扰细胞内液的稳定,加速了细胞的死亡。碱皂化对组织产生一种软化和液化的环境,致使碱不断向四周和深部组织扩散,损害眼其他组织。此外,碱性化合物还常常引起角膜缘血管网的坏死及血栓形成,从而严重影响了角膜营养,加剧了组织的破坏,阻碍了损伤的修复。

3. 化学致伤物的浓度 化学致伤物的浓度与它对组织的破坏力明显相关。同一化学物质浓度不同,表现的破坏作用也不相同。如稀硫酸溅入眼内只引起局部刺激症状,但浓硫酸对眼的破坏与强碱损伤相似。

4. 化学致伤物的物理性质 化学致伤物对组织的破

坏力由大到小依次为固体、液体、气体。化学致伤物的温度与对组织的破坏力也有很大关系,当致伤物的温度增高时,除了致伤物的化学性能活跃、渗透力增高外,还因热烧伤作用加速了组织的凝固坏死,其破坏将更加严重。如氢氧化钠加温后的皂化作用比未加温时强数倍。

5. 化学致伤物的化学性质　化学物质与眼组织接触后,由于所引起的化学反应不同,因而产生的破坏程度也各异。如生石灰(氧化钙)接触眼后,与泪液和组织中的水分相遇,变成熟石灰(氢氧化钙),造成强碱损伤;同时由于反应过程中释放热量,对组织产生碳化作用,又造成组织的热烧伤。又如电石(碳化钙)和眼接触后,遇水生成氢氧化钙和乙炔,造成强碱损伤;在高温时,电石与游离氮化合生成氰氨化钙,遇水产生氨,也能造成碱烧伤。

6. 化学致伤物的渗透力与眼表组织的生理功能　脂溶性物质容易溶解和透过亲脂性组织,但不易穿透亲水性组织。水溶性物质不能溶解和透过亲脂性组织,但很容易透过亲水性组织。化学物质穿透眼球的作用与眼球表层组织的生理特性有密切的关系。由于结膜上皮、角膜上皮和角膜内皮是亲脂性组织,水溶性物质不易透过;而角膜基质层和巩膜是亲水性组织,水溶性物质易透过。但这仅是对低浓度的化学物质而言,高浓度的酸、碱物质进入结膜囊后,眼球壁组织不能抵抗,极易被毁坏。

【发病机制】

化学性眼烧伤的局部作用机制有:①氧化作用:如铬酸、次氯酸钠、高锰酸钾;②还原作用:如羧基汞剂、盐酸、硝酸等能结合组织蛋白的游离电子而产生蛋白变性;③腐蚀作用:如酚、黄磷、重铬酸盐、金属钠及各种碱液等作用于组织蛋白,使其广泛变性;④原生质毒:如钨酸、苦味酸、鞣酸、三氯醋酸、蚁酸等与组织蛋白质形成盐类,抑制机体存活必需的钙质或其他无机离子;⑤脱水作用:如硫酸、盐酸;⑥气泡作用:如二氯乙基硫(芥子气)、氯乙烯氯胂(路易氏气)、二甲基亚砜等。

酸碱烧伤的损伤机制有所不同:

1. 碱烧伤　碱性烧伤,常见由氢氧化钠、生石灰(氧化钙)、氨水等引起。碱性化学物质能与组织细胞结构中的脂类发生皂化反应,形成的化合物具有双相溶解度,既能水溶又能脂溶,使碱类物质能很快穿透眼组织。因此,碱性化学物质极易渗入深部组织,在组织表面的碱性物质即使被冲洗干净或停止接触后,已渗入组织内的碱性物质也可以继续扩散,引起内眼组织的破坏,故在眼的碱性化学灼伤时,眼部组织的破坏是持续性的,可因角膜穿孔或者其他并发症而失明。在常见的几种碱性化学物质眼灼伤中,如果浓度和接触时间相同,则以氨对组织的损伤最重,钠和钙次之。氨水在 15s 内即可进入前房,20% 氢氧化铵及 5% 氢氧化钠 30s 可以使房水 pH 升高。

所有的结膜和角膜上皮细胞在与碱性物质接触后便可发生死亡脱落,所以上皮缺损的面积可以清楚地提示碱烧伤的部位和大小。正常完整的角膜上皮具有抵抗病原微生物侵袭的作用;它可产生细胞因子,细胞因子能抑制角膜成纤维细胞产生的胶原酶;它还可以产生超氧化物歧化酶。这些保护机制可有效地抵抗角膜基质的有菌性和无菌性溃疡,持续性的上皮缺损使角膜基质丧失了所有这 3 种保护机制。除此以外,损伤和移行的角膜上皮细胞还可生成能刺激角膜基质细胞产生胶原酶的细胞因子。可见,碱烧伤后不仅破坏了角膜结膜上皮,还刺激产生胶原酶加速角膜溃疡。

角膜基质损伤的程度与碱性物质穿透的深度有关,穿透的深度又与碱性物质中的阳离子的多少有关。阳离子与角膜基质中的胶原和氨基多糖结合,导致胶原纤维的吸水肿胀、变厚、变短,并使小梁网变形而造成了伤后早期眼压升高。角膜基质水合作用的增加也导致角膜透明度的下降。基质神经末梢的损伤会引起相对或绝对的角膜知觉丧失。在碱性物质的穿透区域内,角膜基质细胞或许会完全消失。基质角膜细胞的重新出现,开始于修复过程的早期。角膜基质细胞的再生是伤后必然发生的,这种再生的角膜基质细胞由于能分泌胶原酶、胶原和细胞外基质黏多糖,因而具有独特的重建受损基质的能力。当这种重建过程的精细调节功能发生紊乱时,胶原破坏过程便超过胶原合成,胶原溶解现象或"无菌性溃疡"就会发生。在化学烧伤后 9 小时,胶原酶便可在角膜中出现,并持续到伤后 14~20 天时其量才逐渐减少。在溃疡的角膜内,胶原酶的产生被认为主要来自角膜基质细胞。维生素 C 可以促进胶原的合成,因而在伤后可以局部和全身使用维生素 C。而糖皮质激素可以抑制角膜基质细胞的胶原合成,在伤后第 2~3 周要慎重使用。

碱性物质如果透过角膜基质,便可严重损伤角膜内皮细胞,使角膜内皮细胞的生理功能受到严重影响甚至完全丧失,从而造成短暂或持续性的角膜水肿。严重碱烧伤的病例,可出现角膜后弹力层的增生,甚至角膜后翳的形成。

碱性物质进入眼内还可引起房水中葡萄糖和维生素 C 含量的减少,二者都可干扰正常角膜的代谢,碱性物质还可造成虹膜和睫状体的损伤,产生眼内炎症,使房水分泌减少。尽管在严重碱烧伤的病例中由于睫状体广泛缺血坏死可造成低眼压,但在一般碱烧伤的情况下,由于小梁网的胶原纤维肿胀和纤维增生等可继发性地使房水通过小梁网的流量减少,可引起眼压的增高。晶状体囊的晶状体上皮的损伤可导致早期或晚期白内障的形成。

2. 酸烧伤　酸性烧伤,酸可分为有机酸及无机酸两大类。有机酸中以三氯醋酸的腐蚀力较强。酸性化学物质对眼组织的渗透性和破坏性虽不及同等浓度的碱性溶液强,但亦不能轻视。与碱烧伤相同,酸烧伤的严重程度取决于烧伤的面积和致伤物的穿透力。酸性溶液基本上是属于水溶性的,浓度较低时,仅有刺激作用;强酸能使组织蛋白凝固坏死,凝固蛋白可起到屏障作用,能阻止酸性物质向深层渗透,组织损伤相对较轻,较少引起角膜基质和眼内并发症。但眼表并发症,包括新生血管形成和角膜瘢痕,同样是严重的。细胞外蛋白多糖的沉淀导致角膜混浊,胶原纤维缩短以及继发性小梁网的破坏会引起眼压的升高。硫酸通过与泪液中的水反应而释放热量,对眼球表面起碳化作用。氢氟酸容易穿透角膜基质。如眼内渗入酸性物质的量大,眼内变化包括角膜内皮损伤、眼前段炎症以及白内障等也会发生。

【临床特点】

(一)酸烧伤特点

(1)酸向眼内渗入较慢,病变部边缘较为清晰。

(2)酸烧伤病变一般为非进行性,常在烧伤后数小时内即可判断其预后。

(3)角膜上皮很少呈片状脱落。

(4)角膜、结膜和虹膜的广泛浸润或纤维素性虹膜炎较少见。

(5)对于血管的侵犯,如早期强烈的结膜水肿、贫血、出血以及虹膜血管的贫血现象,不如碱烧伤显著。

(6)组织坏死一般限于酸接触面,内眼组织如晶状体的损伤少见。

(7)晚期并发症病例亦较碱性烧伤少见。

(二)碱烧伤特点

(1)碱性化学物质渗入组织的速度快。

(2)碱烧伤病变一般为进行性的,其接触面常呈扇状扩散。

(3)病变边缘不清,碱烧伤组织呈无色或灰白色。

(4)角膜上皮常有片状脱落。

(5)由于碱性化学物质具有较强的穿透力,并能使组织蛋白溶解成为可溶性的蛋白化合物,因而使组织的破坏逐渐深入,即使碱性物质未曾接触的周围组织,亦可引起病变,造成广泛而较深的组织坏死,形成深层瘢痕收缩,从而发生睑球粘连,以及眼内组织发生剧烈的炎症反应和破坏作用,终致全眼球炎或继发性青光眼、眼球萎缩等。

(三)酸碱烧伤的分期

临床上常以组织学的急性破坏、修复及其结局为依据,将其酸碱烧伤后的临床演变过程分为急性期、修复期和并发症期。

1. 急性期 一般认为从灼伤后数秒钟至 24 小时。

主要表现为结膜的缺血性坏死,角膜上皮脱落,结膜下组织和角膜实质层水肿、混浊,角膜缘及其附近血管广泛血栓形成,急性虹膜睫状体炎、前房积脓、晶状体、玻璃体混浊及全眼球炎等。

2. 修复期　伤后 10 天至两周左右。组织上皮开始再生,多形核白细胞和成纤维细胞亦伴随血管新生进入角膜组织,巩膜内血管逐渐再通,新生血管开始侵入角膜,虹膜睫状体炎趋于稳定状态。

3. 并发症期　灼伤 2~3 周后即进入并发症期,表现为反复出现的角膜溃疡,睑球粘连,角膜新生血管膜,继发性内眼改变如葡萄膜炎、白内障和青光眼等。

(四) 酸碱烧伤的分级

根据酸碱烧伤后的组织反应,可分为轻、中、重三种不同程度的烧伤。

1. 轻度　多由弱酸或稀释的弱碱引起。眼睑与结膜轻度充血水肿,角膜上皮有点状脱落或水肿。数日后水肿消退,上皮修复,不留瘢痕,无明显并发症,视力多不受影响。

2. 中度　由强酸或较稀的碱引起。眼睑皮肤可起水疱或糜烂;结膜水肿,出现小片缺血坏死;角膜有明显混浊、水肿,上皮层完全脱落,或形成白色凝固层。治愈后可遗留角膜斑翳,影响视力。

3. 重度　大多为强碱引起。结膜出现广泛的缺血性坏死,呈灰白色混浊;角膜全层灰白或者呈瓷白色。由于坏死组织释放出趋化因子,大量中性粒细胞浸润并释放胶原酶,角膜基质层溶解,出现角膜溃疡或穿孔。碱性物质可立即渗入前房,引起葡萄膜炎、继发性青光眼和白内障等。角膜溃疡愈合后会形成角膜白斑,角膜穿孔愈合后会形成前黏性角膜白斑、角膜葡萄肿或眼球萎缩。由于结膜上皮的缺损,在愈合时可造成睑球粘连、假性翼状胬肉等。最终引起视功能或眼球的丧失。

(五) 酸碱烧伤的并发症

碱烧伤后的眼压升高:碱可立即引起巩膜收缩,小梁网受损,使眼压迅速升高;2~4 小时后,由于前列腺素释放,使眼压再次升高。因为角膜混浊,不容易监测眼压。

此外,眼睑、泪道的烧伤还可引起倒睫、眼睑畸形、眼睑闭合不全和泪溢等并发症。角膜感觉的持续性丧失可导致神经麻痹性角膜炎。内眼异常包括角膜后膜形成、虹膜周边前粘连、白内障、青光眼、低眼压乃至眼球痨。

【治疗】

(一) 早期处理

1. 尽早冲洗　争分夺秒地在现场彻底冲洗眼部,是处理酸碱烧伤最重要的一步。及时彻底冲洗能将烧伤减轻到最低程度。应立即就地取材,用大量清水或其他水源反复冲洗,冲洗时应翻转眼睑,转动眼球,暴露穹窿部,将结膜囊内的化学物质彻底洗出。应至少冲洗30分钟以上。注意应除去残留于眼内的任何颗粒性物质,冲洗结束后应重新检查结膜囊,查看有无异物存留。对石灰烧伤的患者,应翻开眼睑检查,尤其应注意穹窿部,可在表麻下用显微镊去除所有的颗粒。如果为有机溶剂,冲洗时间可短些。送至医疗单位后,根据时间早晚也可再次冲洗,并检查结膜囊内是否还有异物存留。

2. 前房穿刺术　也可酌情进行前房穿刺术,以减轻对眼内组织的损害。前房穿刺术可清除房水中的碱性物质,减少其对内皮细胞与内眼组织的腐蚀作用。临床治疗经验表明,前房穿刺宜早,太晚(超过24小时)穿刺伤口则易发生渗漏,使前房形成延缓。穿刺切口宜小,只要能在术中充分更换房水便达到治疗目的。引流房水可视角膜烧伤程度而定,严重者可一日两次引流房水。

(二) 后续治疗

酸碱烧伤经过上述急救与早期处理后,进入酸碱烧伤的后续治疗,即散瞳、抗炎、预防感染和促进组织的修复,以及其他预防产生并发症的措施。在酸碱烧伤后的1周内无论角膜上皮再生是否完成,都要考虑应用糖皮质激素和预防性抗生素。视病情决定是否加用抗青光眼药物或睫状肌麻痹剂。如果发生结膜粘连,可试用玻璃棒进行松解和分离。

1. 药物治疗

(1) 泪液代用品:绝大多数眼的化学伤发生于年轻患者,这些人具有分泌充足泪液的能力,但结膜及睑板的烧伤会使泪液质量发生异常。人工泪液和润滑眼膏的使用,可为眼表提供一个保护层,使眼睑运动所造成的损伤降至最小程度,从而利于上皮再生。为避免已经受损的上皮出现并发症,最好使用不含防腐剂的眼药水。随着上皮的再生,经常使用人工泪液和睡前应用眼膏,会抑制持续性点状上皮病变以及减少复发性上皮糜烂的发生率。

(2) 治疗性软性角膜接触镜:治疗性软性角膜接触镜通过保护眼球使其免受眼睑"擦窗式"损伤从而促进上皮移行和基底膜再生,并利于上皮与基底膜的连接。但处在眼急性炎症期的患者最好不用治疗性软镜,因为其可增加"软镜紧密综合征"和微生物双重感染的发生机会。所以,在急性期时多使用绷带加压包扎或眼睑缝合术作为最初的治疗。在眼睑缝合术后使用软性角膜接触镜会更有效,同时,局部应使用预防性抗生素。局部睫状肌麻痹剂和糖皮质激素的同时使用可减少无菌性前房积脓的发生。胶原罩是一种类似软性角膜接触镜的生物制品,覆盖于角膜表面可自行溶解,并可促进角膜创口的愈合,也可作为药物的载体。胶原罩可能最终会成为软性角膜接触镜较好替代品。

(3) 抗生素:所有的化学烧伤患者都应预防性使用抗生素直至创面上皮化完成,尤其对于那些戴有治疗性软性角膜接触镜或局部使用糖皮质激素药物的患者。抗生素的选择原则应是广谱,并对再生的角膜上皮无毒性。由于单疱病毒和霉菌的继发感染并不常见,且抗病毒或抗真菌药物有相对较高的上皮毒性,所以并不提倡使用预防性的抗病毒或抗真菌药物。

(4) 抗青光眼药物:碱烧伤所致青光眼的机制是房水排出系统的阻塞,所以降低眼压的最有效措施是使用碳酸酐酶抑制剂或 β 受体阻滞剂减少房水的产生。促进小梁网流出的药物效果不佳。控制眼内炎症的药物可能会继发地促进房水排出,从而起到降低眼压的作用。

(5) 睫状肌麻痹剂:睫状肌麻痹剂可减少虹膜刺激症状,减少炎症反应,预防虹膜后粘连。

(6) 糖皮质激素:尽管糖皮质激素可减少急性或慢性炎症期的组织损伤,但是在角膜急性化学烧伤时使用糖皮质激素需要慎重。原因可能有以下三点:①在角膜溃疡已经开始形成时使用不恰当;②认为糖皮质激素可"溶解角膜"或具有加强胶原酶活力的作用;③认为糖皮质激素可阻碍角膜上皮化进程。

在化学烧伤早期(1周内)局部使用糖皮质激素,能抑制眼表炎症而间接地利于上皮再生,且阻止基质的炎症反应,从而减少后期角膜溃疡的发生率以及减轻后遗症。但是局部使用糖皮质激素也有不利的一面,如可导致角膜的继发感染和基质创伤愈合延迟。碱烧伤后14天左右,随着胶原和胶原酶的合成开始,角膜基质开始修复,如在此期继续局部使用糖皮质激素会限制修复过程并加强基质的胶原溶解,因此,在碱烧伤后第2~3周局部使用糖皮质激素应慎重,必须在眼科医生的严密监控下进行。如果角膜上皮已完整,那么可以根据病情需要酌情继续使用糖皮质激素。

(7) 维生素C:维生素C是一种在胶原合成中脯氨酸和赖氨酸羟基化的辅助因子。维生素C可影响胶原合成率。在胶原合成中,角膜细胞不断动用维生素C,如不及时补充,会继发性地减少房水中维生素C的含量。试验性动物模型研究结果提示维生素C不足将妨碍新胶原的合成,局部或全身使用维生素C都可以减少碱烧伤后角膜溃疡的发生率。在严重的碱烧伤后,局部使用维生素C可以比全身应用更有效地预防角膜溃疡的发生。溃疡一旦发生,维生素C不能阻止其发展。

(8) 上皮生长因子:上皮生长因子可使角膜上皮细胞增殖能力增加,使上皮细胞合成纤维连接蛋白增加,并能激活角膜基质细胞和纤维母细胞增殖,促进胶原合成增加,还能增加角膜基质层伤口的张力。

(9) 胶原酶抑制剂:胶原酶抑制剂包括 0.2mol/L 依

地 酸 二 钠(ethylenediaminetetraacetic acid disodium salt,EDTA-Na$_2$),0.2mol/L 依地酸钙(calcium disodium edetate,EDTA-Ca),0.2mol/L 半胱氨酸,青霉胺以及 10% 或 20% 的乙酰半胱氨酸等。临床常用的是 0.2mol/L EDTA-Na$_2$ 和乙酰半胱氨酸。

2. 手术治疗

(1) 球结膜切开:酸碱烧伤早期当结膜出现显著水肿,可施行结膜切开法。主要用于严重的或中、重型的眼球碱烧伤,即在有水肿的象限,于角膜缘部将结膜剪开,必要时沿整个角膜缘切开,同时用虹膜分离器从巩膜将水肿、缺血或濒于坏死的结膜分离切出,排出结膜下毒性液体,减除组织压力,从而使水肿消退,改善循环与营养状态,角膜混浊亦因之减轻或消退。

(2) 切除坏死组织:酸碱烧伤早期如果球结膜有广泛坏死,或角膜上皮坏死,可做早期切除,防止睑球粘连。一些患者在 2 周内出现角膜溶解变薄,需行全角膜板层移植术,并保留植片的角膜缘上皮,以挽救眼球。也可作羊膜移植、角膜缘干细胞移植,或自体口腔黏膜和对侧球结膜移植。每次换药时用玻璃棒分离睑球粘连,或安放隔膜。

(3) 泪点封闭术:碱烧伤后,可出现反射性泪液增多,除非伴有泪腺损伤的严重烧伤患者,泪液缺乏在伤后早期并不突出。但在伤后数月,当上皮化进展不良及由杯状细胞分泌黏液异常等所致泪液质量低下而引起慢性持续性上皮病变时,增进眼表面的润滑作用的治疗在此时非常重要。对于这些患者,暂时使用胶原塞或泪管缝合术可以增进人工泪液的润滑作用。如已存在有角结膜干燥的患者,可做临时或永久性的泪点封闭术以促进上皮化。

(4) 眼睑缝合术:在伤后 2~3 周内重建上皮层可以避免一系列并发症,如细菌双重感染、无菌性溃疡等。这些并发症可以阻止上皮和基质的愈合过程,甚至使角膜的损伤更为严重。当上皮覆盖延迟时,行临时性眼睑缝合术可减少由于眼睑运动所造成的上皮损伤,可加速上皮再生。

眼睑缝合术也利于软性角膜接触镜的使用和保留,当上皮化完成后,将缝合处剪开即可。

(5) 角膜缘干细胞移植:该手术可以在伤后早期(<3 个月),当存在有持续性上皮缺损时进行,以利于上皮再生,减少溃疡的发生率以及减少并发症,为进一步恢复视功能作准备。角膜缘上皮移植术也可应用于修复晚期的病例,这些病例上皮再生已经完成,但结膜上皮的转分化受阻,结膜上皮细胞的特征仍然保留,因此不但影响了视力,也造成眼表结构的异常,此时又不适宜行角膜移植术,因此,切除角膜上的浅表血管翳并联合角膜缘上皮自体移植,不仅重建了眼表结构,也有利于角膜透明度的恢复和改进视功能。对需要行板层或穿透性角膜移植术的患者,由于角膜缘上皮移植术改良了眼表的状态,为角膜移植术的成功提供了可靠的保证。

(6) 角膜移植术:板层或穿透性角膜移植术对于稳定眼表结构或恢复视力是有用的。酸碱烧伤后早期不适宜施行角膜移植术,因为眼球有炎症并且眼表结构不稳定,常常会诱发移植排斥反应,植片几乎无一例外会被排斥和混浊,无助于恢复眼表结构的完整性,所以伤后早期的角膜移植术只适用于那些眼球穿孔区域太大的患者。

为恢复视力所进行的最终的光学性穿透性角膜移植术,需要选择合适的时机:在角膜修复过程已经完成、炎症完全静止至少 1 年以上方可进行。最不利于手术预后的因素是具有结膜特性的不稳定的眼表环境,即高度血管化、瘢痕化的眼球表面。对于这样的病例,可至少提前 6 个月预先行球结膜或角膜缘自体结膜移植术,将有利于后续穿透性角膜移植的预后。

影响穿透性角膜移植手术成功的因素包括眼睑和睫毛的异常、泪液缺乏、结膜瘢痕、角膜上皮缺损和基质新生血管形成、再移植失败、青光眼、低眼压等持续性的内眼异常、眼前节纤维化和角膜后膜形成等。最常见的术后并发症为持续性的上皮缺损、供体植片的溃疡、缝线区域的干酪样坏死、缝线裂开及植片迅速失去透明等。为最大程度地减少这些并发症,可在连续缝合中附加间断 10-0 尼龙线缝合,并同时应用眼睑缝合术。术后并发症也包括排斥反应、植片失败、新生血管形成、青光眼、低眼压和眼球痨等。

（陈燕云）

第十五章

热烧伤和辐射伤

第一节　热烧伤

【概述】

高温的气体、液体、固体物质引起眼部的热灼伤。一般可分为火焰烧伤和接触性烧伤两大类。火焰烧伤多发生在日常生活中或工农业生产事故中，常见的火源有柴火、汽油、天然气、烟花爆竹等，部分可伴有爆炸伤和异物伤。接触性烧伤为高温物质溅入眼内引起的眼部灼伤。烧伤的轻重，决定于热物体的大小、温度及接触时间等因素。热物体的体积小，所带的热量亦少，与组织接触后迅速冷却，烧伤的面积小而浅；反之，体积大的热物体，所带的热量多，冷却慢，所造成的损伤亦大。铁水熔点为 1 200℃，玻璃水熔点为 1 300~1 500℃，铜水熔点为 1 000℃，可致严重烧伤。而熔点较低的物质，如铅水熔点为 330℃，锡水熔点为 280℃，所致的热烧伤一般相对较轻。

【临床表现】

轻者，受伤部位眼睑发生红斑、水疱，结膜充血、水肿，角膜上皮呈乳白色混浊。重度烧伤可致眼睑、结膜、巩膜及角膜苍白、坏死，甚至角膜、巩膜穿孔。晚期可发生睑球粘连、瘢痕性睑外翻、睑内翻倒睫、眼睑闭锁或闭合不全、角膜瘢痕甚至眼球萎缩。

【治疗】

眼部处理原则是清洁创面，防止感染，促进创面愈合，预防并发症。

1. 轻度烧伤者,局部应用抗生素及睫状肌麻痹剂。

2. 清除结膜和角膜表面的热物质、异物及坏死组织,必要时可行羊膜移植、自体结膜移植术或带角膜缘上皮的角膜板层移植术。

3. 有溃疡者须防止角膜穿孔,伤后 3 日至 1 周左右是溃疡加深扩大与组织再生交替的病理生理过程,此时是角膜组织释放胶原酶的高峰(一般在 1 周左右),此时开始应用胶原酶抑制剂起到防止溃疡形成和角膜穿孔的功效。常用的胶原酶抑制剂有 0.5%EDTA 和 2.5% 乙酰半胱氨酸滴眼液。局部使用糖皮质激素应在 7 日后停用,因其可促使角膜溶解及胶原酶激活。

4. 早期应用大量维生素 C 静脉滴注,用量为 1 500~2 000mg 维生素 C 加入 50% 葡萄糖溶液 40ml,1 次 / 天,以促进角膜损伤的修复,可持续使用 2 周或角膜上皮修复为止。

5. 预防和治疗睑球粘连等并发症。

6. 全身烧伤者应请外科会诊。

(齐 梦)

第二节 辐射性眼损伤

辐射性眼损伤指由电磁波谱中各种辐射线直接照射眼部造成的损害,如微波、各种光线及放射线等,均会引起不同程度的损伤,临床上常见的有以下几种。

一、光线损伤

(一) 可见光损伤:日光性视网膜病变

【概述】

长时间注视强烈的光线,如太阳、眼科检查仪器的强光源或手术显微镜,大量可见光经晶状体到达黄斑聚焦,其热和光化学作用引起黄斑损伤。

【临床表现】

出现畏光、中央暗点、视物变形、视力下降等症状,眼底最初可见黄斑中心凹附近白色点,几天后变成红点,有色素晕。2周后可出现红的小板层孔。

【治疗】

以预防为主。如发现视网膜灼伤,早期可应用糖皮质激素、维生素 B₁、腺苷钴胺及血管扩张剂,以改善视网膜营养。当有黄斑裂孔时,酌情手术治疗。

(二) 红外线损伤:红外线白内障

【概述】

红外线对眼部的损伤主要是热效应,其中短波红外线(波长 800~1 200nm)可被晶状体和虹膜吸收,造成白内障,称为红外线白内障或热性白内障。见于长期在红外线辐射环境中工作的吹玻璃工人及熔炉前的锻铁和炼钢工人,故又称吹玻璃工人白内障或熔炉工人白内障。

【临床表现】

最初在晶状体后极部皮质浅层发生空泡,以后逐渐发展成点状、线状或格子样混浊,形如蛛网,或呈盘状混浊,边界不清,有金色结晶样闪光,晶状体前囊下同时也可发生板层分离及囊皮呈片状剥脱,有时剥脱囊皮的游离端打卷而漂浮于前房水中,这种前囊膜状剥脱是热性白内障的典型临床特征。

【治疗】

视力严重障碍的白内障可进行手术治疗。

(三) 紫外线损伤:电光性眼炎

【概述】

电焊、高原、雪地及水面反光等可造成眼部紫外线损伤,又称为雪盲。

【临床表现】

紫外线对组织有光化学作用,使蛋白质凝固变性,角膜上皮坏死、脱落。一般在照射后 3~8 小时发作,常在晚上或夜间发作,轻症或早期患者,仅有眼部异物感、刺痛或轻度不适,重者有强烈的眼部烧灼感和剧痛,并伴有畏光、流泪及眼睑痉挛,检查时可见面部及眼睑皮肤潮红、球结膜混合充血,角膜上皮点状脱落甚至大片剥脱,角膜知觉减退,瞳孔痉挛性缩小等。24~48 小时后症状减轻或痊愈。

【治疗】

处理以止痛、防止感染、减少摩擦及促进上皮修复为原则。轻症者无需特殊处理,可局部应用抗生素滴眼液及眼膏、促角膜上皮细胞生长因子滴眼液。对症状较重、疼痛明显的患者,除上述治疗外可用少量表面麻醉滴眼液暂时缓解症状,但因其有抑制角膜上皮生长的作用,不能作为长期治疗手段。

(四)激光损伤

【概述】

激光对人眼的损伤机制非常复杂,目前认为激光有三种破坏性效应:热效应、机械效应及电磁效应。眼部受激光损伤的程度取决于激光功率密度、波长、脉冲的长短、瞳孔直径大小及激光照射的角度。由于多数激光对眼透明的屈光间质通透性良好,而且又能使光束会聚于眼底产生热能,无防护的误视或不适当的操作会造成视力严重下降甚至失明。

【临床表现】

角膜损伤:为凝固性灼伤,常为治疗眼病时误伤,愈后可留斑翳;晶状体损伤:主要为热效应损伤,使晶状体后囊下皮质混浊,形成白内障;玻璃体损伤:应用激光治疗眼底病时,可使患者玻璃体变混浊;视网膜损伤:可造成黄斑部视网膜脉络膜严重损伤,中央视力明显减退,眼底表现为黄斑水肿伴出血。

【治疗】

应采取切实可行的防护和安全措施,以防止激光对眼的损伤。

二、电离辐射性损伤

【概述】

X射线、γ射线以及中子线等照射可导致,以中子线危害最大,它们造成的损伤均为离子性损害。射线作用于人体组织后,使体内元素的原子失去电子,呈离子化状态,在组织中产生离子化自由基,如H_2O^+、H_2O^-和H^+、OH^-而导致组织损伤。射线也可直接作用于细胞中的DNA分子链,导致链的断裂而影响细胞的生长。晶状体是对电离辐射最敏感的组织之一。此外,电离辐射还可致眼睑、结膜、虹膜、睫状体及视网膜等损伤。电离辐射性损伤可见于放射事故、放射治疗及核爆炸等。

【临床表现】

患者接触放射线后有不同程度的眼部刺激症状及视力减退。晶状体后极部后囊膜下细点状、颗粒状混浊,可发展为后囊膜下皮质呈蜂窝样混浊,伴有空泡,最后可发展为全白内障。可有眼睑皮肤红斑、泪液减少、结膜干燥、不同程度的角膜炎、急性虹膜睫状体炎等。可有全身电离辐射的表现,如造血系统的损害等。

【治疗】

放射治疗或从事放射职业的工作人员,应根据不同的辐射源性质和能量,分别选用不同厚度的铅屏蔽和防护眼镜。有机玻璃防护眼镜可防护 β 射线,铅眼镜防护 X 射线及 γ 射线。晶状体混浊明显者,可行白内障摘除及人工晶状体植入术。

三、微波损伤

【概述】

微波是电磁波中的一个波段,其波长在 1mm 至 1m 之间,频率在 300M~300GHz 范围内,它的生物学作用主要为致热效应,其特点为穿透性较强,在较深层组织内转变为热能,在眼部可能引起白内障或视网膜病变。

【临床表现】

白内障开始于晶状体后极部后囊下皮质,先出现细小点状混浊,进一步点状混浊融合成线条状或圈形混浊,线条状混浊交织成网,圈形混浊相互套叠,再发展于后囊下皮质形成蜂窝状混浊,间有彩色斑点,同时前囊下皮质可出现薄片状混浊,最终整个晶状体混浊。此外还可引起视网膜出血或视网膜脉络膜炎性改变。

【治疗】

口服维生素 C、维生素 E 及维生素 B_1、B_2;晶状体混浊明显者,可行白内障摘除及人工晶状体植入术。

(齐 梦)

第十六章 眼 异 物 伤

眼异物伤很常见,异物损伤的因素包括机械性损伤、化学损伤、有无继发感染等,根据异物的性质、所在眼部的位置、受伤时间、反应的不同,处理的方法也不同。

一、眼外异物

(一) 眼睑异物

眼睑位于眼球的前方,对眼球有保护作用,因此,也是异物伤常见的部位。

【临床表现】

1. 病史 有眼部外伤史,多为机械性的损伤。

2. 症状 可引起流泪、眼胀、眼痛等症状。

3. 主要体征

(1) 眼睑异物伤常常伴有眼睑挫伤以及眼睑皮肤裂伤,出现眼睑红肿,皮肤裂开甚至缺损。

(2) 浅层、大的、深色的异物容易被发现(图 16-1);深层的、小的、透明的异物不容易被发现,比如玻璃碎屑等,需要在显微镜下仔细辨认。

(3) 眼睑血管丰富,异物很容易被受伤后引起的出血所掩盖,应充分止血后再仔细检查。

4. 检查 在显微镜下冲洗伤口,仔细清除血凝块、污秽的组织,同时对深部的伤口进行仔细检查,确认有无异物存留。

【诊断与鉴别诊断】

根据眼部外伤史及临床表现可以作出明确诊断。

【治疗】

1. 浅层异物在清创时可以用生理盐水、抗生素冲洗

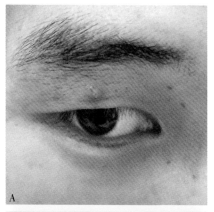

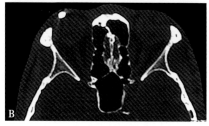

图 16-1　眼睑异物
A. 右眼上眼睑皮下异物　B. 图 A 患者 CT 图像

时清除异物。

2. 位于伤口内的深层异物,充分止血后将其取出;伤口小的异物,如果取出困难,则扩大伤口后将其去除。

3. 多发异物,也应尽可能地将其去除干净。小的、多发的浅层磁性异物可以用磁石吸出;爆炸伤引起的多发异物,由于异物数量多,可以分期取出。

4. 玻璃、塑料等透明异物,不容易发现,应该显微镜下仔细寻找并去除,术后可以做彩超、CT、或 MRI 检查确认异物是否存留。

5. 取异物时,不能随意剪除眼睑组织,尽可能地保存眼睑的皮肤完整性,保留眼睑的正常功能。

（二）泪囊异物

【临床表现】

1. 病史　有眼、面部外伤史，泪囊区相对应的皮肤可见有伤口。

2. 症状　小的异物可无症状，大的异物可有流泪，泪囊区红肿，如果继发感染，造成泪囊炎，泪囊区相邻组织红肿，压迫可见脓性分泌物从泪小点溢出。

3. 主要体征

（1）流泪。

（2）泪囊区红肿，有压痛，伴有泪小点感染可有脓性分泌物。

（3）做泪囊的 CT 或 MRI 检查可见异物。

（4）小的非金属异物如木屑和毛发等，早期不易发现，晚期可继发泪囊炎。

【诊断与鉴别诊断】

根据眼部外伤史及临床表现以及影像学结果大多可以作出明确诊断。但小的木屑和毛发等异物，即使影像学也不易发现，要根据临床资料做出正确的诊断。

【治疗】

1. 大的异物要手术取出。

2. 可疑的、小的、非金属异物可密切观察，必要时取出。但木屑和毛发容易引起感染，一旦确诊，尽早取出。

3. 继发泪囊炎时，等炎症控制再行手术取出或泪囊摘除。

（三）结膜异物

【概述】

灰尘、煤屑、虫毛、谷壳、炸药末等异物进入结膜囊内，可以单个也可以多个，后者多见于爆炸伤，进入速度较慢者，黏附在结膜表面，速度较快者可以进入结膜下。

【临床表现】

1. 病史　有眼部外伤史。

2. 症状　随异物所在的位置而异，位于睑板下沟者，瞬目动作可磨擦而损伤角膜，异物刺激感症状明显，若异物位于穹窿部、半月皱襞或结膜下，可无症状。

3. 主要体征

(1) 结膜金属异物:如铁质异物,可产生结膜铁质沉着症,裂隙灯显微镜检查,中央成金色反光,四周有棕色颗粒,在结膜上的铜异物,常发生化脓性脓肿或坏死。

(2) 结膜内植物性异物,可引起炎症反应,产生异物性肉芽肿。

(3) 不具有化学活动性的异物,如玻璃,塑料,煤屑,及碎石等均不产生化学反应。

4. 其他体征 眼睑肿胀,结膜充血等,

5. 检查 注意充分翻转眼睑,暴露结膜进行裂隙灯检查。必要时可先点表面麻醉剂,减轻刺激症状,再行检查。

【诊断与鉴别诊断】

根据眼部外伤史及临床表现和诊断,注意与结膜结石鉴别。

【治疗】

1. 浅层异物 贴附在结膜表面的单个或多个异物,可用生理盐水冲掉,或用湿棉签蘸去。

2. 对无刺激的结膜下异物可观察或待异物有排出倾向时再取。

3. 多发性结膜下异物 无炎症及刺激症状者可不取。

4. 有结膜铁锈沉着症可刮除之,若为多发异物引起的铁锈症,可用 0.5% 的 EDTA 滴眼液滴眼。

5. 根据病情需要决定是否复查,如有残留的结膜异物,在一周后复查。

(四) 角膜异物

【临床表现】

1. 病史 有眼部外伤史。

2. 症状 常突然感觉眼部刺激症状,如有异物感,畏光,流泪,结膜充血,眼睑痉挛,甚至视力障碍等。

3. 主要体征

(1) 临床检查可见角膜异物,有的异物用肉眼即明显可见,细小的异物必须通过裂隙灯显微镜仔细检查。

（2）铁质异物存留数天后可出现锈环或浸润晕,若不去除,铁锈可波及角膜上皮,前弹力层及附近的基质,不仅产生角膜刺激症状,而且可以导致局部角膜混浊。

（3）铜质异物在角膜的反应取决于铜的含量,含铜多者局部可有化脓性改变,异物多可自动排出;含铜少者,可产生直接性铜质沉着症,裂隙灯显微镜下可见上皮层、前弹力层及基质浅层有金红色小粒堆积,若铜质异物位于角膜深层,部分进入前房,可以出现间接性铜质沉着症,晶状体成向日葵样白内障。

（4）植物性角膜异物,尤其部分进入前房者,有时可有前房积脓。

（5）许多化学性不活动的异物,如玻璃、塑料、煤屑,以及碎石等在角膜均不产生化学反应,但可有明显的刺激症状。

4. 其他体征 眼睑肿胀,结膜充血,轻度前房反应,浅层点状角膜炎等。

5. 检查 裂隙灯检查,确定异物位置深度,有无角膜穿通、前房、虹膜、晶状体情况,排除巩膜贯通伤,散瞳查眼底,除外玻璃体视网膜异物可能,眼眶部 B 超、UBM、和 CT 检查,可协助诊断眼内异物,带金属异物应避免行 MRI 检查。

【诊断与鉴别诊断】

根据眼部外伤史及临床表现可诊断,应与丝状角膜炎、结晶样角膜变性相鉴别。

【治疗】

角膜异物应尽早取出,术中应严格无菌操作,以避免术后发生感染,操作要轻巧准确,避免不必要的损伤。

1. 角膜浅层异物 可用生理盐水冲洗去除,如无效,可在表面麻醉后,用生理盐水棉签将异物轻轻拭去。

2. 嵌入角膜的浅层异物 在表面麻醉后,用 4 号针头轻轻将其剔除,注意针尖应朝向角膜缘,以免患者不合作而误伤角膜。

3. 原则上角膜深层异物均应立刻取出,特别是金属异物和植物异物,前者可引起角膜锈环引起铁锈或铜质沉着症,后者容易发生感染性角膜溃疡。深层角膜异物若为磁性异物,可以在手术显微镜或双目放大镜下,先将浅层角膜切开,直达异物,然后以磁铁吸出,如为非磁性异物或磁性异物不易吸出者,可以异物为中心,做一尖端指向角膜缘的微型切口,直达异物所在平面,露出异物,用注射器针头或异物针挑出异物,或用微型无齿镊将异物取出,可不缝合,术后加压包扎。若角膜瓣较大,可用 10-0 尼龙线缝合,必须小心操作,术前应缩瞳,以防异物在术中坠入前房,损伤晶状体或异物坠入后房。

4. 爆炸伤引起的角膜多发性异物　早期可分次取出,较大的或突出于角膜表面的异物,等异物逐渐排向表层时分次取出,那些极细小、泥沙样异物,没必要也不可能取净,对异物多而刺激重,视力又低于 0.1 者,可考虑板层角膜移植术。

5. 对于化学性质较稳定的细小异物,其表层角膜组织已愈合,不会引起患眼磨痛,则可观察,不应急于取出。甚至在瞳孔区,也不主张做异物取出的操作,因其会造成角膜新的更大范围的损伤,而影响视力。

6. 角膜锈环　可于异物剔除后,立刻用异物针将其刮除。

7. 异物取出后,因角膜瘢痕严重影响视力者,早期可用促进吸收的退翳药物。如伤后一年,经治疗视力仍低于 0.1,可考虑行板层或穿透性角膜移植术。

8. 异物取出后要滴用抗生素滴眼液及涂眼药膏,必要时结膜下注射抗生素。如发生感染,应按角膜炎处理。

9. 随访　若有铁锈残留,24 小时内复查。如有遗留异物,应复诊观察。

(五)巩膜异物

【临床表现】

1. 病史　大部分都诉有外伤史。也有少数患者未能问及外伤史,因此临床检查要仔细。

2. 症状　眼红、眼痛、有异物感,但少有视力下降。可以在外伤很长时间后出现症状来就诊。

3. 主要体征

（1）相应处的结膜红肿。

（2）金属异物较易发现，但小的非金属异物不易发现。如果结膜、巩膜有局部不明原因的长期红肿要怀疑异物的可能。

【检查】

UBM 可以很好的显示异物的大小、位置和深度。但细小的植物异物也有可能不被发现，有时诊断性结膜、巩膜切开也很有必要。

【诊断和鉴别诊断】

根据有无外伤史、眼部表现、显微镜和影像学检查一般可以明确。注意和浅层巩膜炎及泡性结膜炎相鉴别。

【治疗】

对于金属和植物的巩膜异物，明确诊断后切开取出。对于小的玻璃和塑料等化学性质稳定的，不易发现的异物，如果没有症状可以观察。

（六）眼眶异物

【概述】

高速飞溅的异物贯穿眼睑或眼球进入眶内，大多数为金属异物，如铁屑、铜片、铅弹、其他如树枝、玻璃、塑料等。

【临床表现】

1. 病史　眼部外伤史，可发生于数年前。确定异物的性质。

2. 症状　视力下降，疼痛，复视或无症状。

3. 主要体征　可见眼睑皮肤或眼球有穿孔伤痕，可触及眼眶肿块，可有眼球运动受限，眼球突出，眼睑或结膜撕裂充血，水肿，眼睑瘀斑，出现传入性瞳孔障碍症状者可能有视神经病变。

4. 其他体征　合并眼球穿孔伤。植物性异物可引起眶蜂窝组织炎，脓肿破溃，形成瘘管。

5. 检查　X 线异物定位或 CT 扫描，超声波检查证实异物在眶内，引流液培养确定病因（图 16-2）。

【诊断】

根据眼部外伤史及临床表现，影像学检查可以明确

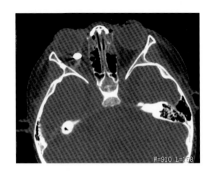

图 16-2　眶内异物 CT 图

显示右眼异物贴近眼球后壁合并眼球壁损伤

诊断。

【鉴别诊断】

与眶部炎性假瘤相鉴别,后者无眼部外伤史,影像学检查可以协助诊断。

【治疗】

异物在眶内多被机化物所包裹,一般无不良后果,如不影响视功能,无疼痛等其他并发症,不需要取出。对位于球后的眶内异物视力正常者,手术一定要慎重,在 CT 或 MRI(金属异物禁忌)正确定位后,确定手术入路,可在内镜下摘取深部眶内异物。冲洗伤口,注射破伤风抗毒素,全身应用抗生素,下列情况作为手术适应证:

1. 异物压迫视神经引起视功能障碍者。

2. 异物过大致使眼球移位,眼球运动受限或视功能已经严重损害者,或患者坚决要求手术者。

3. 有感染征象　如眼球突出、眼球运动受限、严重水肿、眶触及痛、发热、CT 扫描发现水肿。

4. 瘘管形成　多见于植物性异物,

5. 易于摘除的大的或者边缘锐利的异物。

6. 随访　病情稳定后应每周复查一次,若有病情恶化,应及时复诊。眼球穿孔伤的处理意见参见眼球穿孔伤章节。

二、眼内异物

分为眼前节异物和眼后节异物。

（一）眼前节异物

前房异物及房角异物

【概述】

前房异物并不少见,通常高速飞行的小异物穿透角膜后无力继续前进而掉入前房或坠入前房角,或者异物随同致伤物经创口带入前房。较大的前房异物诊断容易,但位于房角的、较小的异物诊断较困难,一旦漏诊及不适当地摘除也会给患者带来严重危害。

【临床表现】

1. 病史　眼部外伤史,要询问异物性质。

2. 症状　眼疼、眼红、视物模糊。

3. 主要体征

（1）角膜或角膜缘伤口,周边角膜上皮微囊肿样水肿,提示在与其对应位置的前房角可能藏有异物。

（2）虹膜睫状体炎,房水闪辉阳性甚至前房积脓。

（3）角膜伤口房水流出可使前房变浅。角膜小伤口闭合或自行愈合后,则前房可恢复原来的深度。

4. 检查

（1）裂隙灯显微镜检查大的异物、虹膜和晶状体表面异物(图16-3)。

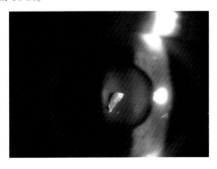

图 16-3　前房异物
异物位于晶状体前表面

(2) UBM:有利于眼前节小异物或多发异物(磁性及非磁性异物)的诊断。

(3) 外伤后反复出现前部葡萄膜炎症,X 线片、B 超未见异物者,要考虑有前房异物的可能,前房角镜检查有助于发现房角异物。

【诊断和鉴别诊断】

根据有无外伤史、眼部表现、影像学检查可明确诊断,特别要注意勿遗漏前节细小异物。

【治疗】

1. 前房异物一经诊断,应尽快手术取出,否则可造成较严重的并发症,如铁、铜锈沉着症、虹膜睫状体炎及化脓性眼内炎。

2. 若角膜伤口较大,在处理伤口时,酌情考虑从原伤口取出异物,如前房异物、嵌入晶状体的金属异物,必要时用磁石从原伤口处取出,但不要造成眼内容物脱出或强取

3. 前房异物术前要缩瞳,防止切口后虹膜脱出,异物移位甚至找不到或掉入后房,异物取出术中要充分止血否则容易找不到异物。

4. 嵌顿虹膜上的异物,常常被机化组织所包绕,可将虹膜连同异物从切口吸出,然后切开机化膜夹出或吸出异物

5. 虹膜上的极小异物如玻璃或石块因化学性质稳定无明显炎症者可以不取。

6. 前房内手术操作注意不要损伤晶状体。

后房异物

【临床表现】

1. 病史 有外伤史,位于后房的异物通常由于小不易发现,裂隙灯显微镜下可见虹膜表面小伤口或者隆起。

2. 主要体征 角膜或角膜缘可见穿通伤口,异物相应处的虹膜穿孔,局限的晶状体混浊或全混浊。

3. 检查 裂隙灯检查可见虹膜伤口或局限虹膜隆起,以及白内障。超声生物显微镜(ultrasound biomicroscopy, UBM)、彩色多普勒超声(color Doppler imagining,CDI)、眼眶CT 等影像学检查有助于诊断。

【诊断和鉴别诊断】

根据有无外伤史、眼部表现、影像学检查可明确诊断，有时要和后房的虹膜囊肿相鉴别。

【治疗】

1. 铁质异物同时伴有外伤性白内障，则可在做白内障摘除时，通过上方的角膜及角膜缘切口，将磁铁放在切口处，通过散大的瞳孔将异物经前房吸出，然后再进行白内障摘除手术并植入人工晶状体。

2. 伴有局限性的晶状体混浊，或者晶状体透明的后房异物，可先以磁石由异物所在处的角膜上吸引，见该处虹膜有隆起，既说明异物被吸动，此时改变磁头位置和吸引方向，将异物经瞳孔吸至前房并使异物落在虹膜表面，然后吸出。或者可在异物所在的角膜缘处垂直切开角膜，并做该处虹膜根部切开，然后磁铁从切口直接吸出异物。

3. 后房的非磁性异物，缩瞳后做异物位置相应的角膜缘切开，然后做虹膜根切开，暴露异物用镊子取出。靠近瞳孔区的异物，可用黏弹剂将虹膜与晶状体分开，拉开虹膜暴露异物并取出。

睫状体异物

【临床表现】

1. 病史　有外伤史或者外伤史不明确，多为金属异物。

2. 主要体征　多为小异物，早期可无自觉症状。可伴有外伤性白内障，结膜可能有充血、小瘢痕，角巩膜可能有小伤口或小伤痕，虹膜上可能有或无小洞，与巩膜粘连等。

【检查】

UBM 是主要的影像学检查，可以发现细小的睫状体异物。CT 和 X 线检查有助于区别磁性和非磁性异物。

【诊断和鉴别诊断】

根据外伤史和 UBM、CT 等影像学检查可做出诊断。注意和睫状体的囊肿及肿瘤相鉴别。

【治疗】

1. 位于睫状突的磁性异物，如果粘连不紧密，可以用磁石将其经瞳孔吸到前房,然后再取出;对于粘连紧密的睫状突磁性异物和睫状体平坦部的磁性异物,在相应的巩膜表面做切口,用磁石将其吸出。

2. 对于非磁性异物,可在间接检眼镜下,先进行异物定位。睫状突的异物,可用后房异物取出的方法取出;睫状体平坦部的异物,根据定位的位置,切开巩膜后暴露异物取出。

睫状体异物

【临床表现】

1. 病史 有明确的外伤史,眼表有穿通口,一般异物较小。

2. 症状 视力下降,局限性的小的晶状体周边异物早期视力可不受影响。

3. 主要体征 晶状体及其囊上的异物,一般用裂隙灯显微镜易于发现(图16-4),如晶状体已经有轻度混浊,可用侧照法或裂隙灯的反光照射法检查,由于异物的折光而显示一黑影。位于近赤道部的异物,应充分散瞳后进行检查。

晶状体前囊破口较大的,可引起晶状体的完全混浊,看不见异物,可以做彩超、UBM、CT 等影像学检查明确诊断。

【诊断和鉴别诊断】

有明确的外伤史、晶状体前囊伤口和晶状体混浊以及影像学检查可做出诊断。

【治疗】

1. 磁性异物一般在早期就要进行,否则会发生晶状体膨胀继发青光眼,或晶状体皮质溢出,造成虹膜睫状体炎。

2. 如晶状体已完全混浊,可在摘除白内障的同时取出异物。术中根据前囊破口的情况,采用适当的截囊方法,然后,先用磁石吸出异物,一般穿孔伤引起的白内障多无硬核,不需要乳化技术而直接吸出皮质,最后植入人工晶状体。

3. 非磁性异物,在做晶状体摘除时一并摘除,手术

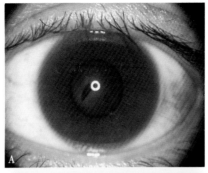

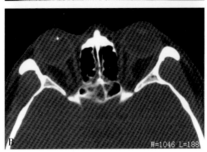

图 16-4　晶状体异物
A. 眼前节像显示晶状体内异物　B. 眼眶 CT
显示异物于晶状体影内

中,应防止异物坠入后房或玻璃体内,如晶状体囊破裂皮质溢入前房,手术时应先取出异物,然后再摘除晶状体。对于玻璃、塑料等性质的异物,可不引起晶状体混浊的继续发展,晶状体透明或仅有局限性混浊这些情况下可继续观察而不急于手术。

(二) 眼后节异物
包括玻璃体异物和视网膜异物

【概述】

高速飞行的异物穿透眼球壁,以及眼内组织如虹膜、晶状体,停留在玻璃体内、落在视网膜表面或嵌顿视网膜上,通常以磁性异物多见,非磁性异物中,以铜异物居多,其次为石头、玻璃异物。异物不仅造成机械性损伤,还可以带入病原微生物引起感染,并发症多,失明率高,特别是金属异物,在眼内存留时间越长,对眼组织损伤越大,眼内炎的发生率越高,手术预后越差。眼后节异物病情较眼前节异物更为严重。并且不同性质、不同部位的异物,以及异物的大小引起眼组织的损伤及反应各不相同。

玻璃体异物

【临床表现】

1. 病史 多数患者可询及外伤史,如捶打金属崩入眼内异物。要详细询问异物成分。

2. 症状 眼痛、视力下降。

3. 主要体征

可见角膜、巩膜的穿通口。新鲜外伤,异物较大时,结膜囊内可有稠密的玻璃体或葡萄膜嵌顿于伤口。

散瞳后通过透明的晶状体部分,有时可以直接看到位于玻璃体的异物。

异物穿通伤引起的白内障一般发展较快,晶状体前囊可见穿破口,或有皮质涌至前房,或在破口处有虹膜后粘连,可形成全白内障或只发生局限性混浊,但如果异物未经过晶状体,则可不发生晶状体混浊。

早期常伴有玻璃体积血,后期玻璃体机化牵拉造成视网膜脱离。

出现眼内炎,尤其玻璃体腔的异物,病情发展快、预后差。

4. 检查

(1) X线定位法:限于金属异物。

(2) 眼部彩超定位法:适用于X线不易显影的异物,对区别异物在球内或球外,是否有视网膜脱离常有决定性意义。

(3) CT:适用于X线不显影的非金属异物,以及用超声波难以发现的眼前部异物(图 16-5)。

【诊断和鉴别诊断】

根据有无外伤史、眼部表现、影像学检查可明确诊断,特别要注意勿遗漏前节细小异物。

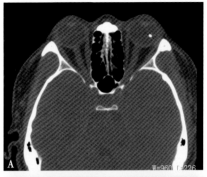

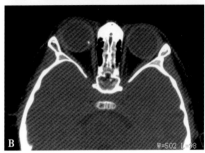

图 16-5　玻璃体腔异物 CT 图

A. 显示异物位于左眼玻璃体内　B. 显示异物
贴近视网膜

【治疗】

由于异物长期存留易造成眼内炎、视网膜脱离及铁锈症形成,应设法及早取出异物。在玻璃体切除技术发明以前,一般采用的是常规后径摘除法,在异物所在处的巩膜上作切口,摘除磁性异物用磁铁吸出,而非磁性异物用镊子夹出,因此,术前必须确定是磁性或非磁性,而且术前术中准确的定位极其重要,眼后段非磁性异物,尤其是合并屈光间质混浊时摘除手术十分困难,并发症多,视力预后差。目前,玻璃体切除技术日益完善,无论是磁性或非磁性眼内异物,有无屈光间质混浊,异物位于玻璃体或者是眼球内壁,只要术前定位确定异物所在眼内的位置,使用玻璃体切除技术发现异物后,均可在直视下用磁铁、恒磁棒、接力磁棒或异物钳、镊子摘除异物。这种方法手术损伤少,异物摘出成功率高,术中可同时处理眼内异物的并发症,称为经玻璃体的眼内异物摘除法,在暂时尚不具备玻璃体切除条件的基层医院,常规后径摘除法还是首选的方法。

如果晶状体透明,单纯的玻璃体腔的磁性异物,且玻璃体无明显增生机化或不伴有视网膜牵拉,可在附近的睫状体平坦部切开板层巩膜用磁石吸出或玻璃体切除手术取出。对于磁铁反应较弱的磁性异物,或者是非磁性异物要行玻璃体手术取出。

1. 伴有白内障的玻璃体异物,可以白内障摘除联合玻璃体切除取出异物,然后术中根据异物对眼球的损害情况决定是否一期或二期植入人工晶状体。

2. 非磁性异物,伴有玻璃体积血或视网膜脱离的玻璃体异物,首选玻璃体手术,术中应注意机化物包裹的异物与机化的血凝块相鉴别。

3. 异物周围的机化组织要清除干净,充分游离异物,避免在摘除异物时牵拉视网膜而使视网膜破裂,发生视网膜裂孔甚至视网膜脱离。异物游离后,常常沉在后极部的视网膜表面,因此在抓取异物时仔细看清异物形态,防止异物镊损伤视网膜。脱落在黄斑中心的异物,可以用玻切头将其吸起,然后另一手持异物镊接力将其取出,避免直接抓取异物时损伤黄斑。

4. 小的异物可以从睫状体平坦部的切口取出,体积较大的异物,从睫状体平坦部切口取出时,由于玻璃体的牵拉可能会使锯齿缘离断,因此,可选择从角膜切口取出。

视网膜异物

【临床表现】

1. 病史 有明确的外伤史

2. 症状 眼红、眼痛伴视力下降

3. 主要体征 散瞳后通过透明的晶状体部分,有时可以直接看到位于视网膜表面或嵌顿于视网膜的异物,但异物一般多伴有出血遮挡或包裹。

4. 检查 通常眼部彩超和CT检查可发现异物并

定位。

【诊断和鉴别诊断】

根据有无外伤史、眼部表现、影像学检查可明确诊断。必要时和脉络膜骨瘤和视网膜母细胞瘤相鉴别。

【治疗】

一旦确诊,要尽早取出异物。

1. 玻璃体视网膜手术联合眼内异物取出术　位于视网膜表面的异物以及在视网膜内和视网膜下嵌入巩膜不深的异物。可以采用玻璃体视网膜手术联合眼内异物取出。通常,异物会被机化膜所包裹或者出血所遮盖,手术应仔细辨认异物,若异物位于视网膜的表面粘连不紧密,可用玻璃体切割头将其周边游离后,将异物用负压将其与视网膜分离。异物于视网膜粘连紧密的,应先游离异物并在异物周边进行激光光凝后取出。磁性异物用磁铁或磁棒接力取出,非磁性的异物用异物镊取出。伴有视网膜脱离的要尽可能地将残留的玻璃体切除干净并使视网膜复位,然后根据具体病情选择合适的眼内充填物。

2. 常规后径摘除法　适用于球壁的深层磁性异物或非磁性异物;或被坚硬机化膜包裹的黏附于视网膜的异物;不能从玻璃体摘除的眼球内壁异物。在暂时尚不具备玻璃体切除条件的基层医院,常规后径摘除法还是首选的方法。

首先进行异物定位,找准异物的径线位置即时钟位充分暴露手术切口的部位,便于磁铁操作,不要用有磁铁的器械来暴露切口,可用缝线牵引的方法或无磁性的手术器械,手术中再次定位,如果屈光间质透明,可以用间接检眼镜下经巩膜外顶压定位或用导光纤维经巩膜外透照定位法。确定异物位置后,在顶压处的巩膜做标记。屈光间质混浊可采用磁石进行磁吸实验,当出现跳动实验或黑点实验阳性后,跳动处或黑点处的巩膜即为手术的切口处。切口周围进行是否冷凝,值得商榷,以前为防术中出血或术后视网膜脱离,但实践中发现作用有限。球壁切开要用锐利的刀,因为葡萄膜不易切透,以防异物吸除时被葡萄膜包裹。磁石吸取异物时,应对准切口并与巩膜表面垂直。

异物被机化膜包裹,可以用尖刀将机化膜划开后再取出。

(三)眼内异物的并发症

铁质沉着症

【概述】铁质异物长期留在眼内所致,铁的化学性质极不稳定,进入眼内组织后,受二氧化碳的作用变为重碳酸氧化亚铁,再经氧化变为氧化铁(铁锈)。铁锈进入体组织内,与组织蛋白结合成一种不溶性含铁蛋白而形成组织内铁锈沉着。其症状的轻重与铁质异物的大小和所含铁质成分及其在眼内的部位有关。位于睫状体及眼球后部没有被组织包裹的异物,破坏性最大,症状也最严重。

【临床表现】

1. 病史 多数患者可询及外伤史,也有个别患者无明显外伤史,因出现眼铁质沉着症表现就诊。

2. 直接铁锈症 为早期的铁质沉着现象,进入眼组织内的铁屑,迅速产生一层铁锈并直接扩散到周围组织内,如位于角膜的铁屑,在其周围形成锈斑,位于虹膜的铁屑,很快被组织包围,周围呈铁锈色。位于晶状体内的铁屑,常可在其周围看到黄色环形带,在多数情况下,晶状体发生进行性混浊。

间接铁锈症:铁屑溅入眼内,经过相当一段时间,在异物环外的某些眼组织内,发生铁锈沉着现象。这是由于眼内液的转播产生,也叫远达性铁质沉着症。这种现象主要发生在晶状体前囊下的上皮内、睫状体上皮内、视网膜及虹膜组织内以及角膜的深层组织和内皮层等。

3. 虹膜颜色的改变是铁质沉着症的第一特征,虹膜失去光泽,呈铁锈色,为铁质沉着于虹膜的前界层内所致。

4. 瞳孔反应迟钝,调节减退。临床表现瞳孔常不易散大,为铁质沉着在瞳孔开大肌及括约肌内所致。

5. 晶状体前囊或前囊下可呈现均匀的棕色小点,是铁锈症的可靠特征。

6. 房角镜检查可见小梁有色素沉着,呈铁锈色,可引起继发性青光眼。

7. 角膜基质内可出现均匀一致的棕色颗粒。

8. 玻璃体常液化,成铁锈色。

9. 视网膜色调变暗,有黄色颗粒沉着,血管变细,神经节细胞变性,色素上皮细胞增生,引起视网膜色素沉着,患者有视力减退、夜盲及视野缩小的症状,

【诊断】

眼部外伤史及眼部临床表现可明确诊断。

【治疗】

应设法及早取出异物,由于异物长期存留及铁锈形成,异物常常变小,造成取出困难,眼前段异物采用直接取出,后段异物采用玻璃体手术摘除异物。

术后可较长期应用 0.5% 的 EDTA(依地酸)滴眼液,使铁离子排除眼外。

铜质沉着症

【概述】

铜质异物长期存留眼内所致,铜质沉着症与铁质沉着症不同,铁盐主要与细胞蛋白结合为含铁蛋白沉着物,而铜盐则主要沉着于膜状组织,如角膜后弹力层、玻璃体纤维、晶状体囊和视网膜等组织。两个结局也不同,引起铁质沉着症的铁屑,如不处理,将不可避免导致失明;铜质沉着症,仅引起视力减退,一般不致完全失明。

【临床表现】

1. 病史　多数患者可询及外伤史,也有个别患者无明确外伤史。

2. 症状及体征

(1) 铜内障:为铜质沉着症最常见的临床特征。铜盐沉着在晶状体前囊下的上皮内,呈粉末状细密的小点,瞳孔区较密集而呈圆盘状。若将瞳孔散大,可见沉着物自圆盘区向外围呈花瓣状放射形似葵花,所以又叫葵花状白内障。侧照检查可见金黄色或蓝绿色反光,铜盐沉着发生极慢,故铜内障的形成,有经过数年至数十年,铜盐沉着不与组织形成一种固定的结合物。经过若干年后,如果这种结合物能被吸收,则铜内障也可自行消失。

(2) 角膜的铜盐沉着:主要集中在角膜后弹力层上,呈蓝绿色反射,直接光线照明不易看出,需用后部反光法检查。

（3）虹膜上有时可见黄绿色铜盐沉着。

（4）玻璃体纤维上铜盐沉淀：可见从金属反光的棕色点状颗粒，玻璃体常有液化、变性及混浊。

（5）视网膜铜质沉着：主要发生在黄斑区视网膜血管附近，见黄色、橙红色或金黄色色素斑点，形成类似视网膜色素变性的改变和视神经萎缩。

【诊断】

眼部外伤史及眼部临床表现可明确诊断。

【治疗】

应设法及早取出异物，多采取玻璃体切除联合异物取出。单眼、被包裹的异物取出需慎重。术后可较长期用0.5%的 EDTA（依地酸）滴眼液，以使铜离子排出体外。

三、视神经异物

【概述】

包括视盘异物和眶内段的视神经异物，较少见，但对视功能和眼球的损害却很严重。视神经的异物多数是金属异物，且速度较高，异物可以直接造成的视神经的轴突及其支持细胞损伤。如直接切断轴突等，同时可以造成血管闭塞或出血引起组织血肿，损伤视神经。另外，含有铁的异物晚期造成的铁锈症也可以造成视神经的损伤。

【临床表现】

1. 病史　有明确的外伤史。眼痛、眼胀、视力下降。

2. 主要体征

（1）视力下降：单纯异物造成的视神经的损伤就可以使视功能严重受损，视力下降。

（2）视盘的异物可以伴有眼球穿通伤的所有体征。

（3）眶内段视神经的异物可以不经过眼球而直接从眼眶于球体的间隙进入，因此，可以只表现视力下降。

（4）眶内段的视神经异物也可以伴有眼球贯穿伤，造成眼球壁的两个穿通口，伤口要仔细辨认，尤其是后部的穿出口。

3. 检查　目前眼部彩超和 CT 检查可以明确诊断，并能准确定位（图 16-6）。

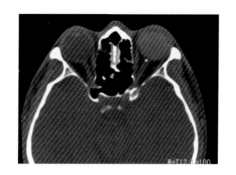

图 16-6　视神经异物 CT 图

显示异物位于左眼视神经眶内段

【治疗】

取异物前要详细了解异物的性质、位置、深度,综合判断异物是否要取? 如何取出? 一是因为取异物手术本身也会造成视神经的严重损伤,加重视力下降。对于化学性质稳定的非磁性异物如果视力尚好,可以先密切观察。二是位于眼球后的视神经由于位置靠后和视野难以暴露,操作困难,尤其非磁性异物。

1. 视盘的异物一般都伴有眼球的穿通伤,首选玻璃体手术取出,视盘表面的磁性异物可以用磁棒吸出,非磁性异物可以用异物镊取,取出时可能会引发大的血管出血,术中要升高眼内压,注意止血。较深的异物或埋在视盘里的异物,切开取出,注意止血。

2. 眶内段的视神经异物由于视野暴露困难,常常要断直肌,手术操作难度大,即使术前定位准确但术中牵拉肌肉造成眼球转动,视神经异物的位置也会随之发生变化。磁性异物可以用磁吸实验定位后切开取出,非磁性异物要慎重。

(李松峰)

第十七章

感染性眼内炎

【概述】

眼内炎是指一层或多层眼组织及邻近腔体的炎症。它包括感染性和非感染性两类,后者主要指无菌性葡萄膜炎、交感性眼炎、晶状体过敏性眼内炎等,现在眼内炎一般专指感染性眼内炎。感染性眼内炎是因为病原微生物侵入眼内组织并在其内生长增殖,引起的炎性反应。按感染的途径可分为外源性和内源性;按感染的病原微生物可分为细菌性、真菌性、病毒性、寄生虫性和混合性;按病程可分为急性、亚急性和慢性。

眼内炎常见的原因为:①手术切口、眼球壁伤口被致病菌污染;②手术操作时间长,眼组织损伤程度重;③致伤环境恶劣、致伤物存留;④手术器械或材料、手术野、手术室空气被污染;⑤患有术眼睑缘炎、结膜炎、泪囊炎等;⑥术中出现并发症或长期应用抗代谢药物;⑦伤口、切口处理不当或愈合不良;⑧患糖尿病、上呼吸道感染、血液透析、免疫功能低下、滥用静脉注射等。目前,国内感染性眼内炎多是由眼外伤引起,国外多是在内眼手术后,尤其是白内障手术后发生。随着劳动保护和生活条件的改善,眼外伤引起的感染性眼内炎逐渐减少,而内眼手术后眼炎的发生率逐年上升。

内源性眼内炎较为少见,一般发生在免疫力低下或滥用药物的患者。它是由于体内其他部位的感染灶自血液播散到眼部而形成。内源性感染首先引起局限性脉络膜炎,继而播散到视网膜,并继续扩散到玻璃体和眼前节。这种眼内炎常在后极部形成脓肿,以及并发视网膜出血,严重影响预后。内源性眼内炎应特别注意支持疗法和全身疾病的治疗。

【临床表现】

眼内炎一般具有以下表现:视力急剧下降、畏光、流泪、眼部疼痛、眼球压痛、眼睑红肿、结膜混合充血水肿、角膜浸润水肿、后弹力层皱褶、角膜后沉着物、前房渗出或积脓、瞳孔对光反射消失、晶状体或人工晶状体表面出现渗出物、玻璃体呈黄白色混浊、眼底视网膜血管收缩、斑块状出血、白色或黄色的结节状浸润病灶。严重时视网膜一般无法看清,仅见红光反射或红光反射也完全消失。眼压早期正常或增高,晚期降低。偶有发热、恶心症状。

【诊断】

根据眼内炎有关危险因素和临床表现特征,在症状体征典型者诊断并不困难。但很多眼内炎起病快,迅速爆发化脓性炎症,眼内组织被破坏,很难观察到刚起病时的表现。而在隐匿起病者症状体征均不典型,早期诊断比较困难。患者出现的视力下降、眼部疼痛、眼睑水肿、结膜充血很难与原有的外伤或手术的伴随症状完全区分开。对于有危险因素的患者,应列入可疑病例,密切观察(至少每天二次)。除动态观察眼前节和玻璃体有关变化外,及时行B超或彩超检查也有助于诊断。在确诊和鉴别诊断方面,尤其在确诊后药物的选择治疗方面,眼内标本的检查有着十分重要的作用。

【预后】

与多种因素有关:①病原微生物的种类和数量,病原微生物毒力弱或培养为阴性的预后好;②开始治疗的时间,治疗越及时预后越好;③眼内炎发生的时间,发生较晚预后较好;④治疗方法的选择和患者的依从性。

【预防】

应高度重视:①对儿童应加强教育,避免玩耍刀、针、剪、笔等锐物。②严格管理一次性注射器、输液器。③加强教育培训,强化安全生产意识,完善劳动保护措施,提高自我保护意识,严格遵守操作规程和改善劳动保护条件。④注意围手术期的各项操作,从各个环节加以防范,避免手术后并发症的发生。⑤加强对患有全身疾病和免疫功能低下患者的支持治疗。

一、外伤性眼内炎

【概述】

外伤后眼内炎的发生率为 2.0%~17.4%，发生率还与受伤时的环境、场所和是否合并异物有关。农村环境中的发生率可达 30.0%，合并异物可达 13.3%~26.0%。

引起外伤性感染性眼内炎的常见致病微生物是：①革兰氏阴性杆菌；②革兰氏阳性球菌；③真菌。近年来革兰氏阴性杆菌和混合感染呈逐年增多的趋势。外伤后眼内炎是眼内炎中病情最为复杂、病原微生物分布最广、预后最差的一类。

【临床表现】

在外伤所致的眼球破裂、前房或玻璃体积血、外伤性炎症之外出现眼部症状加重，如视力进一步下降甚至丧失、眼部疼痛增加、眼睑、结膜高度水肿充血、眼球突出、运动受限、角膜溃疡或化脓、房水混浊和积脓、玻璃体炎性细胞浸润混浊加重等（图 17-1）。

【诊断】

①明确外伤史，眼球破裂；②眼内重度炎性反应；

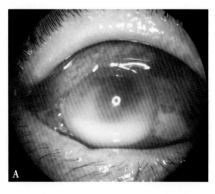

图 17-1　眼内炎前节图像
A. 前房积脓伴结膜水肿

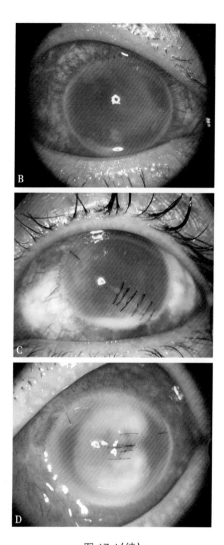

图 17-1(续)

B. 前房散在出血伴大量絮状渗出　C. 角膜裂
伤缝合术后前房积脓　D. 角膜裂伤缝合术后
角膜中央混浊,前房积脓,眼内结构不入

③与眼部损害不相称的眼痛、视力下降；④眼球壁完整性改变后，出现无法解释的流泪、前房积脓；⑤眼内液微生物学检查阳性。

眼内液微生物学检查，是诊断眼内炎最有价值、最可靠的方法，应尽早进行玻璃体和房水微生物学检查，一般情况下玻璃体的阳性率高于房水。

标本先进行涂片，检查细菌或真菌芽孢及菌丝，再进行病原学检查和药敏试验。涂片检查可大致区分革兰氏阴性菌或阳性菌，球菌或杆菌，以及真菌芽孢及菌丝，且在最短时间内即可获得结果，在一定程度上能够指导临床。虽然有其局限性，但是一种相对简便快捷的方式。通常眼内炎的细胞像为：房水、玻璃体液不清澈，大量中性粒细胞变性溶解，见单个、簇集细菌或丝状芽生真菌，中性粒细胞、巨噬细胞内见吞噬菌体。

二、内眼术后眼内炎

【概述】

任何内眼手术后均有可能发生眼内炎。白内障联合人工晶状体植入术后的发生率为 0.07%~0.32%，人工晶状体二期植入术后为 0.4%，穿通性角膜移植术后为 0.11%~0.18%，青光眼滤过术后为 0.06%~0.18%，玻璃体切除术后为 0.014%~0.02%。术后眼内炎的危险因素有：①机体免疫力降低，如老年患者，糖尿病、肾功能障碍、全身免疫功能障碍性疾病、肿瘤及长期使用糖皮质激素患者；②手术时间的延长，如术中使用抗代谢药物和术中并发症的出现；③术后早期低眼压，如手术切口移位或切口渗漏。

手术后眼内炎可分为急性（7 天内急性起病）、慢性（术后隐匿性起病）和迟发性（4 周内急性起病）。引起手术后感染性眼内炎的常见病原微生物是表皮葡萄球菌、金黄色葡萄球菌和链球菌。表皮葡萄球菌是凝固酶阴性的葡萄球菌，其致病力较金黄色葡萄球菌弱，由其所致的眼内炎约占手术后感染性眼内炎的 45%~70%。手术后感染性眼内炎的预后较其他感染性眼内炎好。

【临床表现】

1. 白内障术后眼内炎　患者有近期白内障手术史，术后眼部及头部有疼痛、视力减退、前房或玻璃体内有炎性细胞、多伴有前房和／或玻璃体积脓。急性者发生于术后6周内，多见于2~7天；术后6周以上发生者，称为迟发性眼内炎。

2. 青光眼滤过泡瘘眼内炎　由于青光眼滤过术后眼内炎一般在滤过术后较长一段时间起病，起病时眼球表面可以保持完整，多表现为：结膜混合充血，滤过泡周围更加明显，滤过泡呈薄壁或囊状改变，泡中央可见瘘口，荧光素染色呈点染或轻度渗漏，角膜水肿，角膜后见灰白色角膜后沉积物（keratic precipitate，KP），前房可积脓，眼底模糊，玻璃体内炎性细胞浸润。

3. 玻璃体切除术后眼内炎　玻璃体切除术后发生眼内炎极为少见，多发生于术后3天内，伴有明显的局部刺激症状、视力下降和前房积脓，培养多可找到病原菌。玻璃体切除术后，个别反应较重的病例也会有前房积脓表现，但与前者相比，眼内反应出现时间晚，多在术后3天以上；表现温和，局部症状不明显；细菌培养为阴性。

【诊断】

(1) 近期明确内眼手术史。

(2) 术后眼内炎性反应渐加重。

(3) 眼痛、视力下降。

(4) 眼内液微生物学检查阳性。

【治疗】

眼内组织尤其是玻璃体对病原微生物的防御机能差，细菌易于繁殖，一旦发生感染很难将病原微生物自行清除。无论何种原因引起的眼内炎，全身、眼表及眼周应用抗生素治疗是十分必要的。由于血眼屏障的存在，全身或眼表、眼周使用的抗生素在玻璃体内很难及时达到有效浓度。近20年来眼内注药和玻璃体切除术已经成为治疗眼内炎的最主要手段。在炎症剧烈时常伴随着角膜混浊水肿、眼内屈光间质不清、手术能见度差等情况，或因各种条件的限制暂时无法行玻璃体切除术时，眼内注药成为首选的治疗方法。

1. 眼内注药术　在不清楚所感染的病原微生物的种类时,应常规选择抗菌谱广、视网膜毒性低的抗生素;或根据流行病学资料和临床经验进行选择。怀疑为细菌性眼内炎时可选用:妥布霉素 200μg 联合地塞米松 300μg、头孢他啶 1mg 或联合万古霉素 1mg。怀疑为真菌性眼内炎时选用:两性霉素 B 5μg/0.1ml 或那他霉素(25μg/0.1ml)。

其他药物还有:①头孢菌素类:头孢他啶(1.0~2.0mg/0.1ml),头孢曲松(1.0mg/0.1ml),头孢唑啉(1.0~2.5mg/0.1ml)。②氨基苷类:妥布霉素(0.1~0.4mg/0.1ml),丁胺卡那霉素(0.1~0.4mg/0.1ml),链霉素(0.1mg/0.1ml)。③大环内酯类:红霉素(0.1~0.5mg/0.1ml)。④其他类:林可霉素(0.5~2.0mg/0.1ml),氯林可霉素(0.5~1.0mg/0.1ml)。⑤喹诺酮类:环丙沙星(0.1mg/0.1ml)。⑥抗真菌类:咪康唑(10~50μg/0.1ml),氟康唑(100μg/0.1ml)。

眼内注射时不同的抗生素应自不同的注射器给药,推注时针头的斜面应朝向前方,缓慢推注药物,使药物均匀分布于眼内,避免眼压骤然波动和视网膜的损害。眼内注射 1~2 次后,眼内炎仍不能控制或继续加重者,应尽快行玻璃体切除术。

2. 玻璃体切除术　目前一般主张在确诊眼内炎后 24 小时内行玻璃体切除手术。对伴眼内异物者,更应尽早行玻璃体切除,以清除感染源。对白内障和二期人工晶状体植入术后眼内炎,国外多中心随机对照研究中发现:如果视力在手动以上,玻璃体切除术后视力并不比单纯玻璃体注药术好。只有视力在光感的患者,玻璃体切除术后视力较好,提示对于内眼术后眼内炎可以在视力为光感时采取玻璃体切除手术治疗。内源性眼内炎的手术时机应根据玻璃体被累及的程度来进行,不应根据最初的视力来考虑。

硅油不含微生物生长所需的营养,使其生长受到抑制。硅油填充可以提高某些眼内炎的视力预后。在条件较差的患眼必须填充硅油。

3. 眼表、结膜下和全身抗生素的使用　眼表、结膜下用药只是起到辅助性作用。全身抗生素的使用在外伤性眼内炎是必要的，而且抗生素在药物浓度和使用时间上必须足量，应在有效药物浓度的前提下使用10~14天。同时，应根据药敏结果及时调整用药。对内眼术后眼内炎是否使用全身抗生素，临床医生应根据病例的具体情况、病情的发展和患者的依从性综合考虑。既要防止药物浓度不足，又要避免滥用。一般对于高危眼(如单眼、全身抵抗力低下、病程急剧)患者应早期足量使用全身抗生素。

4. 糖皮质激素的使用　糖皮质激素可以减轻炎性反应，减少眼组织的破坏。除眼表、眼周、眼内给予外，全身也应使用。剂量为泼尼松(强的松)1mg/kg 口服或地塞米松 5~10mg 静点，5~7 天后逐渐减量。

三、全眼球炎

【概述】

全眼球炎是化脓性病菌侵入眼内所引起的眼球内容及眼球壁组织的化脓性炎症。本病多继发于外伤、手术等，也可以由眼周组织的炎症蔓延或全身其他部位炎症转移所致。一旦发生全眼球炎，视力容易完全丧失，感染可能扩散至全身，严重时甚至危及生命。眼球穿孔伤时，无论有无感染表现，均应立即在结膜下注射抗生素作为预防措施，在伤后六小时内进行预防注射效果较好。早期诊断、早期治疗对部分患者有效，但也有些患者即使接受积极的治疗，仍会出现预后不良的情况。

【病因】

1. 外源性　眼部穿通性外伤、球内异物、角膜溃疡穿孔，或内眼手术将细菌、真菌带入眼内，引起眼球内所有组织结构化脓性感染。

2. 内源性　身体其他部位受到感染，在全身抵抗力低下，细菌经血流入眼内，发生转移性眼内炎。病菌以链球菌、肺炎双球菌、葡萄球菌常见。

【临床表现】

可以出现明显的视力下降、眼痛、眼睑肿胀、结膜充血等症状，有时也可以出现头痛、发热等。眼睑充血、红肿。

眼球混合充血,球结膜水肿。角膜混浊,前房浅,瞳孔后黄光反射。角膜溃疡引起者,角膜常溃烂或穿孔。眼球突出,不能向各方转动,有压痛。

【诊断】

1. 检查 ①实验室检查:可见白细胞计数增高;②细菌培养及真菌检查:抽取少量的房水或玻璃体液做细菌培养、真菌检查,多数可找到致病菌。

2. 诊断 ①典型症状如视力骤降、眼红、眼痛、畏光、流泪、眼睑水肿、头痛、恶心等。眼球充血、红肿,球结膜水肿,角膜混浊,眼球突出,不能向各方转动,有压痛;②实验室检查可见白细胞数增高,经细菌培养、真菌检查,可见致病菌。

【治疗】

1. 药物治疗 全身大剂量应用敏感抗生素治疗以控制炎症,局部频滴抗生素滴眼液,球周注射及玻璃体腔内注射抗生素。若为真菌感染,全身应用抗真菌药物治疗。可酌情使用糖皮质激素药物治疗。

2. 手术治疗 若经药物治疗仍无法控制炎症,病情加重或眼内脓液不能自行排放时,为避免形成眶蜂窝织炎及血栓性海绵窦炎的可能,应尽早做玻璃体切除术,少数视力抢救无望且有蔓延趋势时才考虑眼内容物剜出术。眼内容物剜出术是将眼内容物除去,但仍保留巩膜外壳的一种手术。眼内容物剜出术术后反应较大,感染和炎症消除后,可安装义眼。

(史翔宇)

第十八章

眼内镜的应用

【概述】

在遇到角膜裂伤瘢痕混浊、角膜水肿混浊、小瞳孔、晶状体囊膜混浊等异常情况，或者需要观察或处理虹膜后、睫状体以及周边视网膜的病变或异物时，传统的手术显微镜成像系统就无法满足手术的需要。此时通过使用眼内镜可以绕过障碍在监视器上呈现需要观察或处理部位的图像，使相关手术得以进行。随着眼内镜的不断改进，其成像质量和易用性已基本符合临床应用的要求，使用范围逐渐扩展，已涉及眼科的多个重要领域。

1934 年 Thorpe 发表了使用内镜摘取眼内异物的报道后，眼内镜得到了不断的改进和应用。1981 年 Norris 等发表了在镜头直径为 1.7mm 的硬式内镜下完成了玻璃体切除、眼内异物取出和视网膜复位等操作，手术成功率达 94%，但非常烦琐耗时。20 世纪 90 年代，Endo Optiks Inc.（美国新泽西州）推出一套探头直径更小、使用更方便、图像分辨率更高的眼科内镜，逐步应用于眼科手术多个领域。

【眼内镜的原理】

由光导纤维引入光源照明，接物镜捕捉到光学画面通过光纤传导至主机的电荷耦合成像器（CCD）将其转化成电子信号，再通过影像处理系统经监视器放映成像。同时可外接激光装置及计算机外设，实现眼内光凝和动态图像分析测量。

【构造】

1. 主机　目前应用于临床的眼内镜含光源一体型摄像系统，画面处理电路，810nm 固体激光（1.2W 输出功率），电视监视器和视频记录图等多种设备组成。

2. 内镜眼内探头 包含：照明、影像和激光三种光纤。分为直头和弯头，探针直径：18G 至 23G(0.6~1.2mm)，影像分辨率：6 000~17 000 像素(pixel)，视野范围：110°~140°，可高压消毒(有限次数重复使用)，可与大部分532nm 和 810nm 激光兼容，手柄与普通导光手柄基本相同。

【使用方法】

内镜引导下的玻璃体手术主要操作注意事项与常规玻璃体视网膜手术相同。手柄较水平于角膜缘平面时眼内部靠前的结构(内镜入口的对侧)在监视器中也在上方，虹膜、睫状体和锯齿缘呈水平位。手柄较垂直于角膜缘平面时眼内部 6 点方向的结构在监视器中的上方，后极在中央，9 点方向在右侧，3 点方向在左侧，而 12 点方向的组织结构在屏幕的下方(与显微镜下类似)。在未切除上方前部玻璃体之前勿将内镜镜头插入过深，以免牵拉周边视网膜。内镜手柄的运动方式主要有 3 种：沿手柄纵轴直线运动(决定插入的深浅)、以过巩膜穿刺口平行于临近角膜缘的直线为轴的前后运动(决定观察范围是周边部或后极视网膜)以及在水平面上的左右运动(决定观察范围的时钟方位)。特别需要注意的是当手柄插入眼内后，不可再作以手柄纵轴为轴的旋转，这样会使显示器上呈现的图像方向混乱，影响手术部位的判断和手术操作的顺利进行。

内镜引导下的玻璃体手术，关键就是手术目标部位的寻找和确认，并使其正确的呈现在显示器上，并逐步熟练掌握在没有立体感且图像欠清晰的显示器下手术的技巧。而内镜引导下的玻璃体手术的原则和显微镜成像系统下的玻璃体手术基本相同。

【眼内手术的应用】

(一) 眼内手术适应证

1. 屈光间质混浊进行眼内手术 角膜裂伤、瘢痕、混浊、水肿或血染；晶状体、人工晶状体混浊或后发障；虹膜粘连或瞳孔无法散大；气液交换时在临时人工角膜、人工晶状体或晶状体后表面形成水雾等。

2. 需要对周边部位或一些难以观察到的特殊部位进行处理 前房角手术(包括:房角切开、房角分离、前房角异物的取出等);需要进行经角膜或睫状体平坦部眼内睫状突光凝;人工晶状体睫状沟固定术中观察晶状体襻位置;前部增殖性玻璃体视网膜病变(anterior proliferative vitreoretinopathy,aPVR)的解除;睫状体/虹膜背面异物/肿物的寻找和处理;极周边视网膜微孔的寻找和观察等。

3. 需要进行视网膜下操作 对于有视网膜下病变需要处理时,不需要做大范围的视网膜切开或偏后极的视网膜切开,且观察更明确更清晰,处理更方便。

(二)眼内手术中的特殊应用

1. 房角手术 以前的房角手术,往往是根据手术医师的经验,需要熟练的操作技巧。即使如此仍然无法避免手术存在一定盲目性。术中接触房角镜的使用虽然可以在一定程度上避免这一问题,但有些特殊角度观察和操作有困难,对角膜的清亮程度要求也非常高。而内镜不受角膜条件限制,可以清晰观察房角结构及分离手术效果,没有死角。

2. 内镜睫状体光凝(endoscopic cyclophotocoagulation, ECP) 可用于治疗各种类型的青光眼,特别顽固性难治青光眼。由于只对睫状突内面进行光凝,术后炎症程度和眼球萎缩的发生率都很低。从透明角膜或角膜缘入路可以在黏弹剂的帮助下对有晶状体眼或假晶状体眼进行有效治疗。从睫状体平坦部入路的 ECP 可以对整个目标睫状突有效地进行光凝,但通常要切除晶状体同时进行周边部玻璃体切除。术中可以清楚地看见整个睫状突变白和收缩,光凝效果可以明确观察(图 18-1)。通常的第一次光凝范围为 90°~180° 或更大。术后眼压大多数在 2~4 周稳定。如果眼压再次失控,可以再次手术扩大光凝范围。再次手术可以选择内镜下睫状突光凝或经巩膜睫状体光凝术。

3. 屈光间质混浊条件下的玻璃体切除术 当屈光间

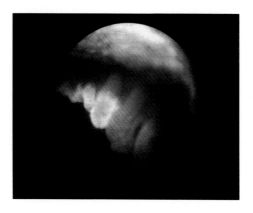

图 18-1　眼内镜下睫状突光凝图片
白色睫状突为光凝后略萎缩的表现

质混浊导致无法在传统显微系统下手术时,使用内镜不受角膜条件限制,也不需要联合可能最终并不需要的角膜移植,可以在需要手术时及时手术,从而可能会改善患者的预后。

4. 眼内异物取出　使用内镜更容易发现异物,特别是一些周边的小的不易发现的异物。使用内镜可以直视异物,在必要时还可以通过角膜切口直接抓取异物不需要借力。同时内镜在眼内直接观察,不会被异物本身遮挡,有利于异物取出的同时和异物取出后相关并发症的观察和处理。

5. 锯齿缘断离的观察和处理　因为内镜下能够非常清晰地观察锯齿缘,所以在手术中可能观察到是否存在由于手术器械的出入或取异物而导致的锯齿缘断离,还可以观察到离断产生的过程。对于较小的离断或裂孔也更容易发现,处理也可以及时和彻底。在睫状上皮孔导致的无晶状体眼视网膜脱离,内镜下更容易发现裂孔,手术也更便捷。

6. PVR 及 tPVR(外伤性 PVR)的处理　内镜下对 aPVR 和 tPVR 的处理原则与在显微镜下是一致的,在内

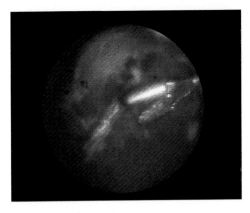

图 18-2　眼内镜下眼内异物图片

镜下清晰的观察使手术中可以方便地将牵拉视网膜的机化膜从睫状体上钩离,有时能将重叠的视网膜抚平。个别机化极重的,仍需行视网膜切开或切除。

7. 视网膜下操作　使用内镜可以不用做大的视网膜切开,翻转视网膜就可以进行视网膜下操作。对于偏后极的视网膜下线条,也可以从更周边的部位造孔,深入视网膜下取膜。有时为了获得视网膜下操作的空间,需要在视网膜下注入平衡液或黏弹剂,配合特制的视网膜下器械,可以进行视网膜下异物、积血和过氟化碳液体的取出、光凝、注药、机化膜剥除等在显微镜下很难进行的操作。

8. 特殊条件下的气/液交换　气/液交换不论是在晶状体、人工晶状体或角膜和人工角膜后都可能突然出现雾状混浊。虽是暂时的,但对手术操作影响严重。但在内镜下气/液交换时内镜镜头前的水雾较易去除,可以保证手术顺利进行。

9. 脉络膜脱离伴大裂伤的处理　严重眼外伤常导致严重的脉络膜损伤,经常导致脉络膜脱离并伴有脉络膜的大裂伤。在内镜下,可以彻底清除脉络膜下的积血和机化膜,并清楚地观察脉络膜裂伤的范围和程度。有时可以从内路放出脉络膜上腔积血,甚至可以用 10-0 聚丙烯线以缝纫机法将脉络膜缝回巩膜。如果裂伤位置很靠后,就只能做脉络膜的放射状切开来缓解张力使之复位。

10. 内镜在外源性眼内炎治疗中的应用　严重眼内炎通常伴有严重的角膜混浊,外伤性眼内炎大多还伴有角膜裂伤,均影响常规的玻璃体切除手术的顺利进行。以前的处理方法通常是全身和局部用药物及玻璃体注药,待炎症部分控制,角膜基本恢复透明后再行玻璃体切除手术。在药物治疗过程中,部分患者感染未控制或角膜未能恢复而放弃了治疗。个别情况下也有在临时人工角膜下手术,但受角膜材料限制。但是,内镜下的玻璃体切除术可以在需要时及时进行,术后如炎症控制,大多数角膜可以恢复到能够看清眼底,大大避免了手术治疗的延误和不必要的角膜移植。由于内镜对周边观察的独特优势,手术中对锯齿缘的清晰观察,使基底部混浊玻璃体及病原微生物的清除更彻底,可以减少并发症,在并发症发生时的观察和处理也更准确。

11. 严重病人的眼球挽救　濒危眼球通常指严重外伤无光感或光感很差,眼压很低,甚至早期萎缩的眼球。使用内镜可以避免不必要的角膜移植,在患者需要手术时手术。清理眼内混乱结构后注入硅油,使相当大的一部分病人可以保留自己的眼球,部分可以通过配戴玻璃义眼以获得满意外观。虽然仍有一部分患者最终摘除眼球,但通过长期随诊观察,绝大部分病人不会发生诸如角膜失代偿等严重并发症,最终长期保留眼球。对于无光感眼的患者,术后常可出现光感恢复并最终获得一定的视力。内镜下手术可以为这一类患者提供一种不同的选择。

【并发症】

1. 由于无立体感造成对距离判断的不准确,器械的误触造成不必要的医源孔。

2. 虹膜严重损伤(虹膜被切除);睫状体爆裂(光凝能量过大时);触伤视网膜;视网膜下操作时,局部 RPE 缺失或脉络膜/睫状体出血等。

【常见问题】

1. 玻璃体手术开始时视野不清　可能是镜头前有污

物需要擦拭,或需要先处理探头前区域严重混浊玻璃体和出血。

2. 术中失去手术器械影像　此时必须停下手术,调整内镜探头,适当回退手术器械后,将镜头指向对侧巩膜穿刺口,从手术器械的根部找到其前端。务必确保手术操作在内镜监视下进行。

3. 器械反光导致观察困难　很难避免,通过轻微改变内镜方向使器械处于画面边缘可以减小反光。使用哑光器械和丰富的手术经验可以减小器械反光对手术的影响。

4. 术中方向混乱　因为不自觉地沿纵轴旋转探头所致。需要重新校对内镜后手术才能进行。方向错误会造成本体感觉丧失,器械无法准确到达手术目标区域。

5. 术中距离感判断困难　内镜无立体感,熟练的操作建立起本体感觉是最终克服这一问题的方法。初次使用或不熟练者可以是探头更接近目标获得放大影像下操作,并反复缓慢轻柔地接触目标位。

6. 气/液交换时早期视野模糊　器械(笛针)反复轻触探头去除探头前水雾,往往就可以获得清晰影像。有时只要稍微停顿,探头前水雾就会消失。

7. 局部盲区　交换内镜和器械位置即可看到另一侧盲区,为保证上方观察效果,两个切口不能太近,尽量靠近3点和9点位置。

8. 手术切口眼内容物嵌顿　内镜探头直径较粗切口大,容易造成玻璃体嵌顿牵拉,甚至视网膜嵌顿。先彻底处理出入口区域玻璃体,器械出入缓慢,可避免这种情况发生。

【局限性】

1. 分辨率不高　内镜镜头总体分辨率不高。1万像素图像的清晰度大约相当于113线(普通 VCD 大约250线,超级 VCD 约350线,DVD 约540线);3 万像素大约相当于195线。对眼内进行精细操作时困难很大,需要手术者有娴熟的技巧和丰富的经验。

2. 内镜探头较粗　目前常用的内镜探头是 19~23G

(0.6~1.2mm),与现在越来越广泛应用的微创玻璃体切除器械相差较大,而且往往分辨率越高探头越粗,23G探头只有6 000像素。随着微创手术的日益发展,内镜在这方面需要不断完善,与常规玻璃体手术器械接轨。

3. 术中手术器械反光　常规玻璃体手术,器械反光很容易通过改变照射角度克服。内镜下手术有时必须直接照射否则无法观察,同时由于分辨率低且要呈现在显示器上,这种反光会使目标区域极为模糊。虽然也可以通过照射角度克服,但更要求术者有娴熟的技术。通过提高内镜图像传感器(charge coupled device,CCD)的宽容度和哑光手术器械的使用可能才能更好地解决这一问题。

4. 无立体视　它导致了手术中对距离判断的困难,所以术者需要经过一段时间的适应和反复的实践后,结合视野中不同物体的相对大小、阴影和相对运动等动态信息,建立判断距离的方法。针对这一问题,作为术者更为重要的是在反复的操作中,使自身的本体感觉逐渐变得敏感而准确,让重复的操作基本上不再单独依靠视觉判断距离。

5. 存在盲区　由于现有眼内镜镜头尚不能随意弯曲,在靠近镜头入口的附近区域存在相对盲区,但这可以通过改变镜头入路(对侧入路)解决,有时可通过侧视或前侧视镜头消除盲区,但操作可能较困难,对术者的双手操作能力要求更高。

【应用前景】

眼内镜的逐渐推广使用和工程技术的不断发展将给眼内手术带来巨大变化和无限的可能性。眼内镜在各种眼部条件下,对aPVR的观察和处理同普通手术显微镜下都有非常大的区别,有可能导致新的手术方式;对前房角清晰的观察使从眼内(如房角切开)或眼外操作(如睫状体复位)处理房角部病变便于推广;视网膜下的观察可能使我们对有关疾病产生新的认识并发展新的治疗方法,甚至可能从外路处理视网膜下病变而不扰动玻璃体;不损伤视网膜的脉络膜手术(如大量的脉络膜上腔积血和机化物的清除)、精细的内路睫状体手术、虹膜背面手术等也成为可能。

眼内镜已经显示出了独特的作用，但它在眼科临床和研究中的潜力还远远没有发挥出来，有关疾病理论和手术技术必将随着眼内镜的发展和推广使用而逐渐完善。

（李琦琰　庞秀琴）